reinhardt

Maren Langlotz-Weis

Körperorientierte Verhaltenstherapie

Mit einem Geleitwort von Frank Röhricht

2. Auflage

Mit 11 Abbildungen

Ernst Reinhardt Verlag München

Dr. *Maren Langlotz-Weis,* Dipl.-Psych., Ladenburg/Neckar, Verhaltenstherapeutin, Weiterbildung u. a. in Schematherapie, Körperpsychotherapie n. George Downing, ist niedergelassen in eigener Praxis und Dozentin, Supervisorin u. Selbsterfahrungsleiterin.

Bibliografische Information der Deutschen Nationalbibliothek

Die Deutsche Nationalbibliothek verzeichnet diese Publikation in der Deutschen Nationalbibliografie; detaillierte bibliografische Daten sind im Internet über <http://dnb.d-nb.de> abrufbar.
ISBN 978-3-497-02992-1 (Print)
ISBN 978-3-497-61392-2 (PDF-E-Book)
ISBN 978-3-497-61393-9 (EPUB)

2. Auflage

Printed in EU
Abbildungen im Innenteil: © Liliane Weis, Gießen
Covermotiv: © goccedicolore / Fotolia
Satz: Bernd Burkart; www.form-und-produktion.de

Ernst Reinhardt Verlag, Kemnatenstr. 46, D-80639 München
Net: www.reinhardt-verlag.de E-Mail: info@reinhardt-verlag.de

Inhalt

Geleitwort

Die Körperpsychotherapie (KPT) wird salonfähig – so lässt sich knapp die Entwicklung seit etwa dem Jahr 2000 zusammenfassen. Maren Langlotz-Weis zeigt mit diesem Buch, wie der Körper nun auch nachhaltig in der Verhaltenstherapie angekommen ist. Das praktisch ausgerichtete Buch schließt zudem eine wichtige Lücke im Spektrum der Literatur, indem es aus der Sicht einer erfahrenen Praktikerin und Lehrtherapeutin das körperorientierte konkrete psychotherapeutische Arbeiten anhand allgemein relevanter Aspekte wie „Berührung", „Atmung", „therapeutischer Umgang mit Gefühlen" u. a. illustriert.

Die Zahl der nun vorliegenden Studien zur Evidenz der Wirksamkeit weist der KPT einen Platz im Portfolio der Psychotherapien zu, die bei der Therapie psychischer Krankheiten klinisch zum Wohl der Patienten angeboten werden sollten: insbesondere zur Behandlung somatoformer Störungen, chronischer Schizophrenie und chronischer Depression liegen mittlerweile randomisiert-kontrollierte Studien vor, die modernen methodischen Ansprüchen der Psychotherapie-Forschungsstandards entsprechen.

In Textbüchern der KPT wurde zudem der den verschiedenen Schulen der KPT gemeinsame theoretische Bezugsrahmen heraus gearbeitet (siehe Geuter, 2015). Auch wenn eine Diskussion zur definitiven „Verortung" der KPT im Spektrum der psychotherapeutischen Verfahren noch lebhaft im Gange ist (siehe Beiträge in der Zeitschrift „körper – tanz – bewegung") findet die KPT sowohl als ein eigenständiges, d. h. auf einer spezifischen Theorie basierendes Verfahren (Röhricht, 2000; Marlock & Weiss, 2006; Geuter, 2015) als auch als eine im Rahmen der sogenannten Richtlinien-Verfahren zum Einsatz kommende Psychotherapie zunehmend Berücksichtigung im klinischen Alltag stationärer und ambulanter Behandlungen.

Auch in der Verhaltenstherapie ist das Körpererleben als zentraler theoretischer Bezugspunkt und mit der KPT als die darauf bezogene

Anwendung mittlerweile explizit in Theorie und Praxis aufgenommen; wie bereits von Norbert Klinkenberg eingeführt hat sich aus Sicht der Verhaltenstherapie dabei das Bemühen einer Integration körperorientierter Interventionen im Rahmen der verhaltenstherapeutischen Grundannahmen und Leitlinien durchgesetzt. Mit der sog. „Dritten Welle“ der Verhaltenstherapie wurden die körpertherapeutischen Interventionen (insbesondere Fokussierung der Wahrnehmung, Aufmerksamkeit) als „Achtsamkeit“ bereits im Inventar der Behandlung etabliert.

Maren Langlotz-Weis geht über die dort zu findenden Ansätze jedoch deutlich und systematisch hinaus. Achtsamkeit, d. h. die „nicht-wertende, gegenwartsbezogene Wahrnehmung und Beobachtung dessen, ‚was ist‘“, wird bei ihr als Grundhaltung verstanden, auf der sich das körperorientierte psychotherapeutische Handeln aufbaut.

Das Buch geht zudem über eine bloße Anbindung der körperorientierten Psychotherapie an den Bezugsrahmen der Verhaltenstherapie hinaus, indem in der Einleitung die tiefenpsychologischen Wurzeln (unter Bezugnahme auf George Downing) und auch die Erweiterungen in der Theorie und Praxis durch Ansätze der Humanistischen Psychologie eingeführt werden.

Das besondere Verdienst dieses engagiert geschriebenen Buches ist vor allem der sehr gelungene Ansatz, aus dem reichen Schatz der langjährigen klinischen Erfahrung schöpfend die Praxis ausgiebig für sich sprechen zu lassen; unabhängig vom eigenen schulenspezifischen Hintergrund findet der interessierte Psychotherapeut hier ein reiches, detailliert und zugänglich illustriertes Material, das immer auf konkrete Fallbeispiele bezogen wird.

In ihren Schlussbemerkungen skizziert Maren Langlotz-Weis noch einmal ihre eigene Reise in der Entstehungsgeschichte des Buches und betont die Notwendigkeit, sich „leibhaftig“ auf die Reise der eigenen körperlichen Selbsterfahrung zu begeben.

In diesem Sinne wünsche ich den LeserInnen viel Spaß beim Lesen und zahlreiche relevante Entdeckungen, die dann den KlientInnen in einer körperorientierten Psychotherapie zugutekommen.

London, im März 2019 Prof. Dr. med. Frank Röhricht

Vorwort

Das vorliegende Buch hat eine längere Vorgeschichte; in meiner therapeutischen Arbeit mit Patenten und Patientinnen, die an einer Anorexie oder Bulimie litten, hatte mich die Beschäftigung mit dem Körper schon lange interessiert, als ich von meinem „Heimatinstitut", dem IFKV (Institut für Fort- und Weiterbildung in klinischer Verhaltenstherapie e. V.) in Bad Dürkheim gebeten wurde, die „körperpsychotherapeutische Szene" zu durchforsten im Hinblick auf Brauchbares für unser Verhaltenstherapie (VT)-Ausbildungscurriculum. Nachdem ich zunächst von der schier unübersehbaren Fülle sehr beeindruckt war und gleichzeitig nichts Hilfreiches fand, stieß ich letztlich auf den tiefenpsychologisch orientierten Ansatz von George Downing, bei dessen Mitarbeitern ich dann auch die Weiterbildung absolviert habe. Dabei war ich als überzeugte Verhaltenstherapeutin im Geiste immer dabei, „Übersetzungsarbeit" zu leisten. In zahlreichen Workshops, die dann sogar in ein Curriculum mündeten, habe ich mein Wissen und meine Erfahrungen weitergegeben und neben durchaus positiven Rückmeldungen oft kritische Bemerkungen zum zu dünn geratenen Handout über die einzelnen Übungen bekommen.

Daraus ist dann letztlich dieses Buch entstanden, und damit möchte ich auch gerne meinen Dank aussprechen: zunächst meinen Patientinnen, die sich mir anvertraut haben, dann dem IFKV, das mir diese Chance gegeben hat, den Workshop-Teilnehmern für ihre wohlwollend-kritischen Rückmeldungen, weiter meinen Mitstreitern im Curriculum, Ernst Kern, Frank Röhricht und Norbert Klinkenberg; Ernst Kern konnte ich auch als inspirierenden und umsichtigen Kollegen in der Körper-Selbsterfahrung kennenlernen.

Weiter möchte ich meiner Tochter, Liliane Weis, selber Verhaltenstherapeutin, für die sehr anschaulichen Illustrationen zu den Übungsvorschlägen danken.

Und dann dem Verlag Ernst Reinhardt, und hier vor allem Frau Landersdorfer, die für mich die Idealbesetzung einer stets zuversichtlichen und motivierenden Lektorin ist.

Um es sprachlich nicht zu holprig werden zu lassen, habe ich versucht, im Text männliche und weibliche Benennungen abwechselnd zu gebrauchen.

Nun wünsche ich mir, dass dieses Buch hilfreiche Impulse liefert und dadurch die Organismusvariable (O-Variable) in der VT-Verhaltensanalyse noch einmal unter ganz anderen Gesichtspunkten betrachtet werden kann!

Ladenburg, im Februar 2019 Maren Langlotz-Weis

1 Einführung

Die Einbeziehung der körperlichen Seite menschlichen Erlebens und Verhaltens ist uns Verhaltenstherapeuten ja gar nicht so fremd, wie es auf den ersten Blick scheinen mag. Ihre ersten großen Erfolge noch vor der kognitiven Wende konnte die Verhaltenstherapie und kann sie bis heute auf dem Gebiet der Angst- und Phobienbehandlung aufweisen, indem der Grundgedanke der physiologischen Unvereinbarkeit von Angst (= Anspannung) und Entspannung genutzt wurde, um Gegenkonditionierungsprozesse zu initiieren und zu trainieren. Auch wenn heute kaum noch Systematische Desensibilisierung zur Anwendung kommt, sondern statt dessen Flooding bevorzugt wird, weil es oft schneller und effektiver ist, bleibt der Grundgedanke derselbe: Man kann – rein körperlich betrachtet – nicht gleichzeitig Angst haben (also angespannt und verkrampft sein) und Entspannung fühlen, bzw. man erfährt „am eigenen Leib“, dass die bis dahin vermiedene Angst auszuhalten ist, wenn man sich ihr stellt, und dass sie dann oft sogar kleiner wird.

Sodann kann man auf eine der Grundlagen der Verhaltenstherapie verweisen, nämlich die Arbeit mit der Verhaltensanalyse im Mikro-Bereich (= SORCK-Modell), in der die körperliche Seite gleich zweimal vorkommt: einmal im O der Formel als körperliche oder physiologische Variable, die die Beziehung zwischen einem Auslöser (S) und einem darauf folgenden Verhalten (R) beeinflussen kann, zum anderen auf der Ebene des Verhaltens selbst, nämlich indem die Reaktion aufgesplittet wird in

- R-kog (= kognitive Reaktion),
- R-emot (= emotionale Reaktion),
- R-phys (= physiologische Reaktion) und
- R-mot (= motorische Reaktion), also das sichtbare Verhalten, das ja ebenfalls eine sehr körperliche Seite aufzeigt.

Sowohl bei der Diagnostik als auch bei der Therapieplanung können diese beiden körperlichen Aspekte eine große Rolle spielen.

Weiterhin sei hier das Biofeedback genannt, das mithilfe der Sicht- oder Hörbarmachung von körperlichen Reaktionen die Lerngesetze nutzt, um Patienten zu helfen. Es wird z.B. in der Schmerztherapie oder auch in der Behandlung von Patienten mit Epilepsie angewendet, die mithilfe dieser Technik lernen, ihre Gehirnwellen zu beeinflussen und damit – nach einigem Training – Anfälle kupieren können.

Hinzu kommen noch die Verfahren, die explizit mit dem Körper arbeiten, z.B. Body-Check bei Angsttherapien oder Körper-Konfrontationstherapien mit dem Spiegel oder anderen Materialien bei Patienten mit Essstörungen bei Körperschema-Störung, Wahrnehmungsverzerrung und Ablehnung des eigenen Körpers (siehe auch Vocks, Bauer & Legenbauer 2018).

In einem erweiterten Verständnis von Körperlichkeit können auch Rollenspiele, Aufstellungen und andere Verhaltensexperimente in dieser Reihe auftauchen, indem die Patientin die Gelegenheit bekommt, sich in einer bestimmten Konstellation zu spüren und zu erleben.

In diesem Buch soll es nun um Erweiterungen dieser Möglichkeiten gehen, indem im Rahmen der therapeutischen Beziehung direkt mit dem Körper und seinen Reaktionen gearbeitet wird.

Als Verhaltenstherapeutin fühle ich mich dabei der Wissenschaftlichkeit und der Wirksamkeit eines Verfahrens verpflichtet, wobei mir sehr deutlich vor Augen steht, dass es mit beidem im Bereich des therapeutischen Arbeitens mit dem Körper nicht so einfach ist; zum einen ist die Operationalisierung des Körpergeschehens oft sehr schwierig, zum anderen unterliegt deren Betrachtung im Zusammenhang mit Therapieerfolgen dann doch häufig wieder einer Interpretation.

Im Folgenden soll nun versucht werden, theoretische Grundlagen sowie die sich daraus ableitenden Grundgedanken für eine körperorientierte Verhaltenstherapie darzustellen (Kapitel 2).

Kapitel 3 wird sich dann mit dem eigentlichen „Handwerk" beschäftigen, dabei wird es um Settingvariablen, therapeutische Grundhaltung, Indikationen und Kontraindikationen, Initiieren etc. gehen.

Für ungeduldige Leser, die gleich zu den in Kapitel 4 aufgeführten Interventionen hüpfen möchten, zwei kleine Hinweise:

Die Interventionen stammen zum großen Teil aus meiner eigenen körperpsychotherapeutischen Weiterbildung nach George Downing, ergänzt um eigene Vorerfahrungen, langjährige Yoga-Praxis und Erweiterungen aus zusätzlichen Weiterbildungen auf dem Gebiet; es ist mir nicht mehr möglich, im Einzelnen Angaben darüber zu machen, wer welche Übung „erfunden" bzw. erstmals veröffentlicht hat, das ist – wahrscheinlich nicht nur für mich – kaum noch nachvollziehbar. Darüber hinaus sind es ja oft auch nicht die Übungen an sich, die wirken, sondern der Kontext und die kognitiv-emotionale Einbettung im Rahmen der therapeutischen Beziehung.

Der andere Hinweis versteht sich eigentlich von selbst: Als Ausbilderin habe ich den Anspruch, dass alle diese Übungen zunächst einmal „am eigenen Leib" erfahren werden sollten, um abzuschätzen, was sie beim Patienten auslösen können und welche Überwindung es manchmal kostet, sich einer Übung auszuliefern. Diese Selbsterfahrung geschieht am besten in eigenen Weiterbildungen zu diesem Thema. Dieses Buch habe ich im Wesentlichen für meine bereits ausgebildeten und hoffentlich noch zukünftigen Workshop-Teilnehmer geschrieben, um Erinnerungshilfen bereitzustellen.

Im Folgenden wird immer wieder auf zwei unterschiedliche Ziele in der körperorientierten Verhaltenstherapie verwiesen werden, die sich nicht widersprechen und auch parallel entwickelt werden könnten:

- Zum einen die Arbeit im „Hier- und Jetzt"; lernen, den Körper wahrzunehmen und die dazugehörigen Gefühle, Gedanken, inneren Bilder und Fantasien sowie Handlungsimpulse. Downing spricht hier vom Verweben der Ebenen (genau: „Transformationen über die Ebenen des Bewußtseins", Downing, 1966, S. 60), wir Verhaltenstherapeuten eher von angewandter Mikro-Verhaltensanalyse (vgl. Kapitel 3.7). Dieses Vorgehen hat viel Ähnlichkeit mit den neueren Achtsamkeitstherapien.

- Zum anderen den Körper und seine Erinnerungsfähigkeit zu nutzen, um im Sinne des ganzheitlichen oder auch zustandsabhängigen Lernens einen besseren Zugang zu den eigenen Gefühlen und Erinnerungen zu bekommen. Damit wäre der Therapeut in der Lage, gleichzeitig Gegenkonditionierungserfahrungen in der Gegenwart anzubieten, z.B. im Rahmen schematherapeutischen Arbeitens.

2 Theoretische Grundlagen

Im Sinne Grawes, der aufgrund seiner Analyse für die weitere Therapieforschung und -entwicklung die Empfehlung ausgesprochen hat, wieder mehr die Grundlagenwissenschaften der Psychologie heranzuziehen (Grawe 1998, 2004), soll im Folgenden durchforstet werden, welche davon für den Zweck einer körperorientierten Verhaltenstherapie sinnvoll sein könnten.

2.1 Entwicklungspsychologie

Bereits Piaget (1992) postulierte: „Alles Lernen ist motorisch", d. h., lange vor der verbalen Verarbeitungs- und Repräsentationsmöglichkeit lernt das kleine Kind über Bewegung, Berührung und Begreifen (im Wortsinne!) die Gesetzmäßigkeiten der inneren und äußeren Welt kennen.

Ein anschauliches Beispiel dafür ist das Zählenlernen von Kindern: Das Aufsagen der Zahlenreihenfolge ist immer mit mindestens einer Bewegung verbunden, und erst, wenn die Benennungen sicher sind und zentral abgespeichert werden können, wird die Begleitmotorik eingestellt.

Auf einer anderen Ebene schildern uns die Worte „Bewegung" und „Berührung" selbst ein Beispiel für (möglicherweise noch nicht benennbare) Gefühle: Wir sind bewegt oder berührt, wenn uns etwas emotional betrifft, also auch hier geht der Weg erst einmal über die Motorik bzw. Sensorik, erst später erfolgt die zentrale Verarbeitung. Dieses Sprachspiel gibt es übrigens auch im Englischen: E-motion. Vereinfacht könnte man sagen: Bewegung und Lernen gehören zusammen, und Lernen bzw. Verlernen und Neulernen sind eine Domäne verhaltenstherapeutischen Arbeitens. Es liegt also nahe, die bewegte, körperorientierte Seite menschlichen Lernens näher ins therapeutische Handeln zu bringen.

Weitere Argumentationshilfen aus der Entwicklungspsychologie kommen aus der experimentellen Säuglings- und Bindungsforschung (z. B. Brazelton, Cramer & Bertrand 1991, Brisch 2003, Downing 1996, Dornes 1993, Stern 1992), auf die in Kapitel 2.4 näher eingegangen werden soll. Spannend ist u. a. deren Aufgreifen durch Young, Klosko und Weishaar 2005 im Rahmen ihrer Schematherapie: Sie gehen ebenfalls davon aus, das sich viele Schemata in der präverbalen Entwicklungsphase herausbilden, also entstehen, bevor das Kind sprechen kann. In der Erinnerung werden nur Emotionen und Körperempfindungen gespeichert. Aufgabe des Theapeuten ist es, dem Patienten zu helfen, „mit dem Erlebnis des Schemas Worte zu verbinden bzw. Emotionen und Körperempfindungen mit Kindheitserinnerungen in Verbindung zu bringen“ (Young et al. 2005, S. 63).

2.2 Allgemeine Psychologie

Hier sind vor allem die Konzepte aus der Lernpsychologie hilfreich, da es in der Verhaltenstherapie ja um das Verlernen, Umlernen und Neulernen geht,: z. B. ganzheitliches Lernen, zustandsabhängiges Lernen (state-dependent learning), der sog. Carpenter-Effekt und das Differenzierungslernen.

Das Modell des ganzheitlichen Lernens könnte man auf das oben bereits erwähnte Konzept der Verhaltensanalyse auf den vier Ebenen der Reaktion (R-kog, R-emot, R-phys und R-mot) beziehen: Etwas wird umso besser erinnert, je mehr Ebenen beim Wiedererkennen reaktiviert werden können. Wenn zu einem Ereignis nicht nur die kognitive, sondern auch die emotionale oder physiologische bzw. körperlich-sensuelle/motorische Ebene mit aktiviert wird, ist das Wiedererinnern lebendiger und nachhaltiger, Neu- und Umlernprozesse können ganzheitlich besser verankert und integriert werden (deswegen wird u. a. auch so viel Wert auf die Variable „Problemaktualisierung“ nach Grawe gelegt). Wenn in einem Rollenspiel der Abstand zu einem imaginierten Vater in Metern oder Zentimetern dargestellt wird, kommen über sensomotorische oder kinästhetische Wahrnehmungen möglicherweise auch noch andere Merkmale dieser Beziehung ins Spiel (werden also erinnert), die für die Fragestellung oder Zielerreichung relevant sein könnten. Oder man denke nur an die Filmszene aus „Harold & Maude“, in der der Duft von „5th Avenue im Schnee“ ausreicht, um sich dorthin zu imaginieren. Körperliche, sensomotorische oder sinnliche Erfahrungen können also relevante Bausteine im Sinne des ganzheitlichen Lernens sein.

Beim zustandsabhängigen Lernen (state-dependent learning) geht es um ähnliche Prozesse, die Erinnern erleichtern: Um ein Ereignis umfassend wieder erinnern zu können, braucht es manchmal alle am Vorgang beteiligten Faktoren; Beispiele aus der Alltagspsychologie sind uns gut bekannt, indem jemand z.B. erst bei der Wiederholung eines Weges sich erinnert, was er eigentlich vorhatte, oder ein alkoholisierter Autobesitzer den im Rausch gewählten Parkplatz nach der Ernüchterung erst wieder erinnert, wenn der entsprechende Pegel wieder erreicht ist. Für den Einsatz körperorientierter Verfahren sind hier wiederum Faktoren von propriozeptiver Wahrnehmung, Kinästhetik und Physiologie von Interesse.

Der Carpenter-Effekt beschreibt die äußerlich nicht sichtbaren, dennoch messbaren Muskelerregungen und Nervenimpulse, die bei der reinen Beobachtung oder Vorstellung einer Bewegung oder Berührung festzustellen sind: Sportler (z.B. Ski-Abfahrer vor einem Slalomrennen) machen sich diese Erkenntnis zunutze, indem z.B. Bewegungen in der Vorstellung trainiert werden, die danach in der Realität reibungsloser und schneller vonstattengehen, einfach, weil sie „geübt“ worden sind. Genutzt wird dieser Effekt auch für die vielen Interventionen der „covert desensitization“ oder im Rahmen von Imaginationsverfahren. Für die körperorientierte Verhaltenstherapie hat dieser Effekt den großen Nutzen, dass therapeutische Berührungen nicht stattfinden müssen, um Veränderungen zu erreichen, sondern deren anschauliche Imagination kann u.U. durchaus ausreichen; speziell bei traumatisierten Patienten kann das ein großer Vorteil sein (s.u.).

Als letztes in dieser Reihe sei noch das sogenannte Differenzierungslernen genannt: Es geht darum, dass mit dem Patienten zusammen genau geprüft wird und dann auch körperlich nachempfunden werden kann, welche Unterschiede es in der Wahrnehmung und Bewältigung (theoretisch und praktisch) von früheren Ereignissen aus der Kindheit und den heutigen Umständen gibt. Auch hier gibt es wieder eine deutliche Parallele zur Schematherapie, nur dass in der körperorientierten Verhaltenstherapie eben die Wahrnehmung und das Erleben der körperlichen Reaktionen eine wichtige Rolle spielen und zur Problemlösung mit herangezogen werden.

2.3 Neurobiologie und -psychologie

Mit der Entwicklung der bildgebenden Verfahren haben die Neurowissenschaften einen sprunghaften und umfassenden Erkenntniszuwachs erhalten, der den Zusammenhang von Körper und Psyche näher beschreiben kann und sich im Rahmen körperorientierter Interventionen nutzen lässt (vgl. z.B. Schiepek 2010). Ausgehend von zunächst theoretischen Überlegungen von Damasio (2002, 2011) haben eine Reihe von Klinikern diesen Ansatz erweitert und mit anschaulichen Beispielen belegt. Hierher gehören z.B. die nützlichen und ideenreichen Überlegungen zum Embodiment von der Forschungsgruppe um Maja Storch (Storch, Cantieni, Hüther & Tschacher, 2006) und von Gerald Hüther (2005).

Unter Embodiment wird hier verstanden, dass „das kognitive System bzw. die Psyche mitsamt [...] dem Gehirn immer in Bezug zum gesamten Körper steht“ (Storch et al. 2006), d.h., vereinfacht ausgedrückt, dass es sowohl Beeinflussungen des Körpers durch die Psyche bzw. das Gehirn gibt als auch andersherum – und dies in einem Wechselspiel oder sogar gleichzeitig. So kann z.B. das Einnehmen einer bestimmten Körperhaltung oder Mimik bzw. Gestik durch eine Rückkoppelung mit dem neuronalen Netzwerk Einstellungen, Gefühle, Motivationen und Verhalten beeinflussen. Ein bekanntes Beispiel dafür ist der Peanuts-Comic über Charlie Brown, der Lucy darüber informiert, wie man stehen sollte (nämlich mit hängenden Schultern und gesenktem Kopf), wenn man „etwas von seiner Depression haben“ wolle. Oder das sogenannte buddhistische Lächeln, mit dem Borderline-Patienten dem Hirn signalisieren sollen, dass alles in Ordnung sei und es keinen Grund zum Impulskontrollverlust gibt. Therapeutisch genutzt wird hier die Richtung von der Körperhaltung („außen“) zur Stimmung/Gefühl („innen“).

Im Übersichtsband „Das Gedächtnis des Körpers“ von Joachim Bauer (2015) wird auf der Grundlage der Epigenetik untersucht, wie durch körperliche Erfahrungen (z. B. Traumata oder langanhaltenden Stress) Gene „lernen“, sich zu verändern, womit sich sowohl psychische Krankheiten erklären als auch teilweise behandeln lassen. Ein sehr anschauliches Beispiel ist hier die Fibromyalgie mit ihren „Schmerzen ohne Befund“, deren Hintergrund oft körperliche Misshandlungen in der Kindheit sind, die nicht mehr erinnert werden, aber im „Gedächtnis des Körpers“, d. h. sogar auf Zellebene, gespeichert sind.

Eindrücklich auch das Resümee von Gerald Hüther (2005): „Mein Körper, das bin doch ich“ als Ermutigung, mithilfe von Körperpsychotherapie eigene Ressourcen (wieder) zu entdecken und zu stärken.

2.4 Modelle

Aus der schier unübersehbaren Fülle körperorientierter Ansätze in der Psychotherapie (vgl. Röhricht 2000, Marlock & Weiss 2006, Kern 2015, Geuter 2015) soll als Grundlage für die weitere Darstellung von Interventionen das Modell von Downing (1996) näher erläutert werden, weil es sich aus meiner Sicht als sehr kompatibel mit Denken und Grundsätzen der Verhaltenstherapie erwiesen hat. Downing knüpft mit seinem Modell an die experimentelle Säuglingsforschung an und hat diese lange mit ausführlichen Video-Analysen auch selbst betrieben, indem er Mutter- bzw. Bezugsperson-Säugling-Interaktionen in extrem langsamer Zeitlupe beobachten und einschätzen ließ. Seine Schlussfolgerung: Der Säugling bringt sogenannte affektmotorische Schemata genetisch programmiert mit auf die Welt, um sich in der präverbalen Phase zurechtzufinden und zu überleben. Er ist entsprechend aktiv; letztlich kam Downing zu dem Ergebnis, dass mindestens 50 % der Interaktionen vom Säugling initiiert werden.

Die affektmotorischen Schemata lassen sich grob in das Schema der Bindung und das der Abgrenzung unterscheiden.

Bindung wird hergestellt, indem der Säugling „ruft“, Blickkontakt herstellt (der sehr „saugend“ sein kann), Ärmchen streckt oder lächelt bzw. charmant um seine Bezugsperson wirbt, so dass er aufgenommen und liebevoll versorgt wird. Dieses Schema funktioniert von Geburt an. Etwas später, mit ca. 4 – 6 Monaten, kommt dann das andere Schema dazu, die Abgrenzung:

Es ist sozusagen das erste nonverbale „Nein" zu etwas, das sich aus der Sicht des Säuglings dringend ändern sollte: Er macht sich unvermittelt steif, drückt den Rücken durch, die Arme schieben weg, der Kopf wendet sich ab. Wenn man ihn dabei auf dem Arm hat, droht er fast herunterzufallen.

Solange diese beiden Schemata in „feinfühliger", fließender Interaktion zwischen Bezugsperson und Säugling beantwortet werden, können sie sich weiterentwickeln und ausdifferenzieren, so dass im Endeffekt der gesunde Erwachsene mit der Fähigkeit entstehen kann, im Spannungsbogen zwischen Bindung und Autonomie sowohl gute Beziehungen aufzubauen und zu pflegen als auch sich für seine Autonomie einzusetzen und sich abzugrenzen.

Leider ist diese Feinfühligkeit aber oft nicht gegeben. Diese Situation prägt die Lerngeschichte vieler unserer Patienten: Es gibt z. B. depressive Mütter und Väter, die die Signale ihres Kindes nicht verstehen oder sich damit überfordert fühlen, es gibt u. a. Vernachlässigung und schlimmstenfalls auch Misshandlung oder Missbrauch. Wenn die genetisch angelegten Schemata nicht beantwortet, also – lerntheoretisch formuliert – „gelöscht" werden oder sogar sanktioniert („bestraft") werden und damit den Konditionierungsbedingungen folgen müssen, verschwinden sie nicht „von allein", sondern müssen, weil sie ja genetisch bedingt sind, aktiv unterdrückt werden, zunächst körperlich, z. B. mit schlaffer Lähmung oder mit Anspannung („Panzerung"). Dieses körperliche Bemühen nennt Downing „Körperabwehr", die meist nicht wahrgenommen wird, weil sie sich im präverbalen Bereich abspielt.

Auf der Ebene der Psychopathologie im Erwachsenenalter könnte hier als Beispiel das Vermeiden des Blickkontakts oder Starren beim affektmotorischen Schema der Bindung genannt werden. Beim Schema der Abgrenzung zeigen sich z. B. die schlaff herunter hängenden Arme und das eingeknickte Rückgrat selbstunsicherer Patienten.

BEISPIEL

Eine Patientin mit Anorexie und Selbstunsicherheit arbeitet als Krankenschwester und beklagt sich darüber, dass sie oft die ungünstigen Dienste bekomme, z.B. am Wochenende oder bei Brückentagen, sich aber nicht dagegen zur Wehr setzen könne. Wir planen „klassisch" im Sinne eines Selbstsicherheitstrainings ein Rollenspiel mit der Pflegedienstleitung, in dem sie ihr Anliegen vorbringen könnte. Ehe diese Szene ganz konkret umgesetzt wird, wird sie „eingefroren", und die Patientin wird aufgefordert, mit mir die Wegschiebe-Übung zu machen (vgl. Kapitel 4.2): Ihr wird erklärt, dass sie gewinnen wird, ich es ihr aber so schwer wie möglich machen werde, sie muss sich also anstrengen. Dabei stehen wir beide uns gegenüber, nehmen Blickkontakt auf, halten die Hände gegeneinander, und die Patientin wird jetzt aufgefordert, mich wegzuschieben und dabei beim Ausatmen einen Ton kommen zu lassen. Ich mache diesen Ton vor und teilweise auch mit bei der Aktion, um aufkommende Schwellenangst und mögliche Schamgefühle zu überwinden; wenn die Patientin den Ton gut und ruhig auch laut ausdrücken kann, schleiche ich mich mit meinem Ton wieder aus. Ich lasse mich wegschieben, unterstütze sie gleichzeitig in ihrem Tun und feuere sie an (gutes „pacing and leading" ist hier hilfreich). Nach drei bis vier Durchgängen „tauen" wir die Szene wieder auf, die Patientin bringt der Pflegedienstleitung ihr Anliegen vor. Durch die vorgeschaltete Wegschiebe-Übung ist ihr Abgrenzungsschema aktiviert worden, und damit kann sie ihr Anliegen nachdrücklich vertreten, auch nonverbal.

Die Körperabwehr hatte ursprünglich und dann auch weiterhin die Funktion, bestimmtes Verhalten zu unterlassen oder auch zu vermeiden oder anderes Verhalten zu übertreiben, um zu überleben, d.h., um weiterhin aufgenommen zu werden, versorgt zu werden und dazuzugehören. Diese Funktionalität beginnt schon sehr früh, noch ehe sprachliche Repräsentanzen aufgebaut werden können, und diese sind damit auch eher körperlich und nonverbal gespeichert.

Downings Interesse gilt nun dieser Körperabwehr, sie kennenzulernen und mit dem Patienten zusammen zu überprüfen, ob sie noch sinnvoll und notwendig ist.

Verhaltenstherapeutisch übersetzt geht es um Differenzierungslernen: Was früher sinnvoll und „schlau" war, stört heute eher bzw. hat möglicherweise seine Funktion verloren. Damit gibt es im Modell eine große Nähe zu schematherapeutischem Arbeiten (Young et al. 2005, Roediger 2011), nur dass hier explizit auf die körperlichen affektmotorischen Schemata abgezielt wird.

Um die Körperabwehr kennenzulernen und damit einer Veränderung zugänglich zu machen, gibt es verschiedene Zugangswege, der „Königsweg" dahin ist die tiefe Atmung (nicht hyperventilieren!), weil viele Affekte und Gefühle mit der Atmung, vor allem der flachen Atmung, reguliert und vermieden werden (vgl. Kapitel 4.1). Im Sinne des oben beschriebenen zustandsabhängigen Lernens kann es nun passieren, dass mit der tiefen Atmung auch genau die Szenen, Gefühle oder manchmal auch Gedanken wieder auftauchen, die mit der flachen Atmung vermieden wurden.

BEISPIEL

Ein eindrückliches und einfaches Beispiel hierfür soll kurz dargestellt werden: Häufig sind Patienten beim Schildern eines belastenden Konflikts oder einer Erinnerung den Tränen sehr nahe bzw. fangen an zu weinen und „reißen sich dann wieder zusammen". Sie haben sich dann wieder unter Kontrolle. An dieser Stelle könnte man statt „Sie dürfen hier auch weinen" oder „Lassen Sie die Tränen doch ruhig laufen" auch sagen: „Erlauben Sie sich tiefe Atemzüge", man macht sie vielleicht sogar vor, und der Patient bekommt einen besseren Zugang zu seinem Gefühl. Wichtig ist hierbei, dass der Therapeut aufpasst, dass der Atem nicht wieder angehalten wird, weil das dann wieder die konditionierte Reaktion der Vermeidung wäre.

Das Konstrukt der Körperabwehr ist insofern sehr hilfreich, als es erste Hinweise für die Wiederherstellung oder den Aufbau intakter Schemata liefern kann: Unter welchen Bedingungen kann die

Patientin es sich erlauben, diese Körperabwehr aufzugeben und zu erforschen, welche Reaktionen ohne die Abwehr (ohne das Vermeidungsverhalten) möglich wären? Und wenn die Körperabwehr zunächst kennengelernt, dann Stück für Stück (wie genau, wird in Kapitel 4 beschrieben) aufgegeben werden kann: Was passiert dann gleichzeitig mit den anderen Ebenen des Verhaltens und Erlebens: den Gedanken, den Gefühlen, den inneren Bildern, den Handlungsimpulsen und der Körperwahrnehmung?

Indem die Therapeutin diese Ebenen abfragt, werden sie dem Patienten zugänglich, er lernt sich selbst immer besser verstehen, indem er zunächst das Miteinander der Ebenen registriert, später auch einordnet. Auch hier taucht wieder die Parallele zur verhaltenstherapeutischen Mikroanalyse auf. Im gemeinsamen Erforschen der Körperabwehr bzw. deren Aufgabe bietet die Therapeutin kognitive Einbettungen an, Gefühle werden verstanden, Körperreaktionen sinnvoll nachvollzogen und Motorik oder innere Bilder und Vorstellungen bekommen ihren Stellenwert. Gleichzeitig erfährt der Patient hier eine Gegenkonditionierung, indem Körperabwehr im Rahmen der therapeutischen Beziehung jetzt nicht mehr nötig ist, sondern die angstfreie Erforschung seiner Körperreaktionen und der begleitenden Ebenen inneren Erlebens erwünscht und verstärkt wird.

2.5 Verortung des Ansatzes

Obwohl Downing sein Modell eher tiefenpsychologisch aufgebaut hat, bietet es viele Überschneidungen und Parallelen zu verhaltenstherapeutischen Grundlagen und besonders zu den Verfahren der sogenannten „Dritten Welle" der Verhaltenstherapie. Historisch betrachtet, gibt es drei sogenannte Wellen in der Verhaltenstherapie:

Nach der Ersten Welle, in der der Organismus eher stimulus- und konsequenzen-getrieben gesehen wurde, kam mit der zweiten Welle die sogenannte „kognitive Wende" mit kognitiver Umstrukturierung, die das Individuum als informationsverarbeitendes System begriff. Und in der dritten Welle schließlich wurden Emotionalität,

Bindungsforschung und damit der Lerngeschichte sowie der therapeutischen Beziehung Wichtigkeit beigemessen.

Sehr unterschiedliche Verfahren können dazu gerechnet werden, wie z. B.

- die DBT (Dialektisch-Behaviorale Therapie) nach Linehan (1996),
- die Emotionsfokussierte Therapie nach Greenberg (2006),
- die Klärungsorientierte Therapie nach Sachse (2005),
- ACT (Acceptance-Commitment-Therapy) nach Hayes, Strohsal und Wilson (2004),
- das CBASP (Cognitive Behavioral Analysis System of Psychotherapy) nach McCullough (2012),
- die MBT (Mentalisierungsbasierte Therapie) nach Fonagy, Gergely, Jurist, Target und Vorspohl (2011) oder
- die Schematherapie nach Young (2005),

um nur die wichtigsten zu nennen. Dabei weist keines dieser Verfahren explizit auf die Einbeziehung des Körpers und seiner Reaktionen in den therapeutischen Prozess hin. Es gibt aber im Hinblick auf die beiden wichtigsten Ziele der hier vorgestellten körperorientierten Verhaltenstherapie, nämlich

- das Gewahrwerden im Hier und Jetzt mit allen Qualitäten, auch den körperlichen, sowie
- die Einbeziehung der Lerngeschichte, die u. a. auch körperlich erinnert wird und im Kontext einer vertrauensvollen therapeutischen Beziehung rekonstruiert wird,

zwei Verfahren, die hier von besonderer Bedeutung sind, und zwar die DBT, hier vor allem die Achtsamkeitsbausteine, sowie die Schematherapie.

2.5.1 Achtsamkeitsbasierte Ansätze

Zu achtsamkeitsbasierten Therapieansätzen gibt es mittlerweile eine umfangreiche Literatur (z.B. Michalak et al. 2012, Lohmann & Annies 2016 oder Huppertz 2009), an dieser Stelle soll deswegen nur auf die Gemeinsamkeiten hingewiesen werden, die für eine Zuordnung zu körperorientierter Verhaltenstherapie relevant sein könnten. In den meisten Achtsamkeitsmethoden geht es um eine nicht-wertende, gegenwartsbezogene Wahrnehmung und Beobachtung dessen, „was ist". Genau diese Grundhaltung ist sowohl für die Therapeutin als auch den Patienten in der körperorientierten Verhaltenstherapie sehr hilfreich. Dies gilt vor allem für die erste oben genannte Zielsetzung, das Gewahrwerden dessen, was gerade ist, und damit das Selbstverständnis als ganzes Individuum: Indem die „Ebenen des Erlebens" immer wieder fokussiert werden und dabei die Gliederung der Mikro-Verhaltensanalyse auf der Reaktionsseite nach Kognitionen, Emotionen, Handlung(s-Impulsen) und Körperlichkeit (R-kog, R-emot, R-mot und R-phys) mit einer erlaubnisgebenden Haltung (nicht wertend!) erfragt, wahrgenommen und mitgeteilt werden, gibt es eine deutliche Nähe zu dem Vorgehen bei der Achtsamkeit. Hilfreich ist dabei immer wieder die Rückbesinnung auf das tiefe Atmen, damit bisher vermiedene oder nicht wahrgenommene Anteile mit integriert werden können.

2.5.2 Schematherapie

Mit einer anderen Gewichtung könnte man die körperorientierte Verhaltenstherapie auch in der Nähe schematherapeutischer Verfahren sehen, und dies vor allem im Hinblick auf das zweite oben genannte Ziel, die Vergegenwärtigung früherer z.T. problematischer oder traumatischer Erfahrungen innerhalb einer vertrauensvollen Beziehung mit der Intention, diese zu erinnern und zu überschreiben oder zu korrigieren. Hier gibt es in der Schematherapie z.B. den Begriff der „Affektbrücke", d.h., wenn aktuell ein Gefühl vorherrscht, das vielleicht ein „altes" aus der Lerngeschichte der Patientin sein könnte, wird in der Schematherapie ebenfalls gefragt:

„Woher kennen Sie das?“ oder sogar: „Wie alt fühlen Sie sich jetzt?“, mit der Intention, schemarelevante Erinnerungen zu generieren. Dabei gilt oft: Je jünger die Person sich wahrnimmt, umso relevanter ist das Gefühl für die Entstehung eines Schemas und damit auch für die Möglichkeit, in der Veränderung, im Neulernen eine Verbesserung zu erzielen. Soweit ich das überblicke, erfolgt diese Suche nach den Affektbrücken hauptsächlich kognitiv-emotional, manchmal mithilfe von Imagination. Hier kommt die körperorientierte Verhaltenstherapie eigentlich „wie gerufen“: Das Gedächtnis der Körpers und die Erforschung der Körperabwehr mithilfe der tiefen Atmung und der Frage nach inneren Bildern erbringen oft emotionale Schlüsselerfahrungen (vgl. auch Wendisch 2018, S. 29), mit denen Neulernen oder Überlernen möglich wird. Und ein weiterer wichtiger Gesichtspunkt kommt noch hinzu: die sogenannte „begrenzte Nachbeelterung“ kann dann nicht nur verbal-emotional erfolgen, sondern auch körperlich, indem das nachgeholt wird, was schmerzlich vermisst wurde oder sonst schiefgelaufen ist. Man kann im entsprechenden Kontext dann Halt geben, trösten, Widerstand anbieten, schützen etc., so dass das Neu-Erleben unter der Einbeziehung des Körpers ganzheitlicher wird und damit dann auch effektiver.

Zusammenfassend könnte man also sagen, dass die körperorientierte Verhaltenstherapie sich durchaus zur sogenannten „Dritten Welle“ rechnen kann.

3 „Handwerk“ – konkretes Arbeiten

Wie könnte nach diesen Vorüberlegungen die konkrete therapeutische Arbeit mit dem Körper in der Verhaltenstherapie aussehen?

3.1 Setting

Das Setting kann sowohl stationär im Rahmen einer Einzeltherapie als auch ambulant, ebenfalls als Einzeltherapie, gewählt werden. Manche Interventionen wären auch in einer lang laufenden Gruppe denkbar, hier müsste dann mit paarweisen Übungen gearbeitet werden. Außerdem gibt es einige Gruppeninterventionen, die für die Körperarbeit sensibilisieren bzw. auch Themen für die Einzeltherapie hervorbringen können (vgl. Kapitel 4). Der Vorteil einer Gruppe ist u.a. die Bereitstellung einer Öffentlichkeit, die intensivere und auch intimere Erfahrungen ermöglicht, als es der Einzelkontext zulassen würde (vgl. z.B. die Übungen zum „Halt anbieten“ in Kapitel 4.4).

3.2 Voraussetzungen

Der Therapeut sollte seinem eigenen Körper gegenüber eine positive, (fehler-)freundliche Haltung mitbringen, möglichst schon mindestens ein Seminar mit eigenen Übungen zu dem Thema besucht haben und prinzipiell mit Neugier und Offenheit auch den körperlichen Reaktionen seiner Patienten begegnen. Verhaltensbeobachtung für Mimik, Gestik, Körperhaltung, Stimme und Atemrhythmus seiner Patientin sind hilfreich, sollten vielleicht nicht gleich konnotiert werden, aber aufmerksam registriert, weil sich hier manchmal schon ein Einstieg in körperorientiertes Arbeiten anbietet. Folgendes Fallbeispiel soll das verdeutlichen:

BEISPIEL

Ein männlicher Patient, Ende 30, Diagnose Dysthymia, leitender Angestellter, berichtet im Sessel sitzend von einer für ihn sehr bedrohlichen und kränkenden Situation mit seinen Mitarbeitern: Er hätte sich so angestrengt für sie, versucht, ihnen alles recht zu machen, und würde jetzt nur Schläge abbekommen. Bei diesen Worten hebt er beide Arme schützend vor sein Gesicht, als habe er tatsächlich Schläge zu erwarten. Ich unterbreche ihn bei diesen Worten, melde ihm meine Beobachtung zurück und schlage ihm ein Verhaltensexperiment vor: Er möge sich auf eine Matratze legen, diese Bewegung mit den Armen noch einmal sehr bewusst und langsam durchführen, dabei tiefe Atmung zulassen und auf innere Bilder, Gedanken oder Körperwahrnehmungen achten. Dabei wird dann bedeutsam, dass ich mich nicht, wie sonst üblich, auf Hüfthöhe neben den Patienten setzen darf, sondern die größtmögliche Distanz, die der Therapieraum hergibt, zum Patienten einnehmen soll (so dass auch in dieser aktuellen Situation keine Gefahr des Geschlagenwerdens besteht). Der Patient erinnert mit starker emotionaler Beteiligung Szenen aus seiner Vorschulzeit, in denen er verzweifelt versucht hatte, es der Mutter recht zu machen, aber gleichzeitig nicht genau wusste, was sie eigentlich erwartete und er sie unberechenbar erlebte. Ihre Strafen empfand er sehr drakonisch (eben auch schlagend). Genauso fühle sich seine Situation am Arbeitsplatz an.

In der Anamneseerhebung sprach dieser Patient übrigens von einer glücklichen Kindheit, d.h. es gab keine Erinnerung an die schlagende Mutter.

Diese Szene bietet mehrere therapeutische Chancen: Zum einen kann der Patient hier mit einer verstehenden, Respekt und Abstand wahrenden Therapeutin alternative, korrigierende Lernerfahrungen machen (z.B. mit der einfachen Frage, welcher Abstand denn im Moment der Richtige sei). Darüber hinaus bieten sich hier Einsatzmöglichkeiten für ein Differenzierungslernen, ähnlich wie in der Schematherapie: Es fühlt sich zwar genauso an wie damals (und sollte erstmal auch so validiert werden!), gleichzeitig kann der Patient erkennen, welche Kompetenzen, anderen Umstände, „erwachsene" Qualitäten inzwischen hinzugekommen sind, die ihm helfen, dieser Situation anders zu begegnen (vgl. auch „Gesunder Erwachsener" aus der Schematherapie). Oder anders ausgedrückt: Der Patient lernt zu verstehen, warum ihn in dieser Situation solche Gefühle überwältigen und dass er als Erwachsener durchaus alternative Bewältigungsmöglichkeiten hat.

BEISPIEL

An dieser Stelle wurde diese Therapieeinheit vorerst beendet, um die Situation nicht zu überfrachten. Im weiteren Verlauf wurden dann u.a. mit der Beziehung gearbeitet: Nach einem längeren Prozess mit einer graduellen Annäherung meiner Position durfte ich schließlich neben ihm sitzen und nun auch über Berührungen Erfahrungen der Gegenkonditionierung anbieten.

Auch das ist über Spüren, Fühlen, tiefes Atmen eine wunderbare Möglichkeit für Patienten, neue Erfahrungen mit Nähe und Distanz zu machen.

Wie hier vielleicht deutlich wurde, bietet die therapeutische Beziehung per se viele Chancen, die körperliche Seite des Erlebens einzubeziehen. Die therapeutische Grundhaltung ist dabei unterstützend, Erlaubnis gebend, gewährend, validierend und ressourcenorientiert, niemals fordernd oder antreibend. Eventuelle Ideen des Therapeuten sollten immer in Frage- oder Vorschlagsform vorgebracht werden, z.B. „Könnten Sie versuchen, beim Ausatmen den Ton lauter werden zu lassen?" oder „Vielleicht hilft es Ihnen, wenn Sie beim nächsten Atemzug die Augen schließen?".

Weiterhin ist die kognitive Einbettung des Erlebten ein wesentlicher Bestandteil des therapeutischen Geschehens, es geht darum, dass der Patient etwas über sich, seinen Körper, seine Erinnerungen und seine Gefühle lernt, am besten auch noch über die Zusammenhänge zwischen alldem. Dabei beträgt selbst bei Patienten, mit denen schwerpunktmäßig mit körperorientierten Interventionen gearbeitet wird, deren Anteil in der Regel nicht mehr als 20 % der gesamten Therapie. Wir bleiben also mehrheitlich in der Arbeitsweise der kognitiven Verhaltenstherapie.

Für diese kognitive Einbettung ist die angewandte Mikro-Verhaltensanalyse (s. o.) bzw. das Verweben der Ebenen, wie Downing es formuliert hat, ein gutes Instrument. Wenn mein Patient z. B. tief atmet und dabei ein Gefühl auftaucht: Welche inneren Bilder passieren gleichzeitig, was denkt er dann, welche Körperwahrnehmungen oder motorischen Impulse spürt er bzw. welchen gibt er sogar nach? Und was beobachtet der Therapeut von außen, und kann seine Rückmeldung vielleicht wieder neue Regelkreise anstoßen? Die Kenntnis der Verhaltensanalyse und einige Erfahrung mit diesem Instrument wären also eine gute Voraussetzung.

Weiterhin ist es von Vorteil, wenn die Therapeutin Erfahrung mit intensiven Gefühlen im therapeutischen Kontext hat oder diesen zumindest nicht ängstlich gegenübersteht.

3.3 Selbsterfahrung und Supervision

Wie damit vielleicht deutlich geworden ist, kann und sollte die körperorientierte Verhaltenstherapie auch genutzt und verfeinert werden, indem der Therapeut auf sich selbst im Hinblick auf den Umgang mit dem eigenen Körper achtet. Zum einen sind hier die sogenannten „Spiegelneurone" (vgl. Bauer 2006) zu nennen, mithilfe derer wir uns einfühlen, mitfühlen und dann eben auch identische oder zumindest ähnliche Körperwahrnehmungen erfahren können wie unser Patient. Und diese als zusätzliche Informationsquelle im diagnostischen und therapeutischen Prozess nutzen, z. B. mit Formulierungen wie „Wenn ich mich in Ihre Situation versetze, würde ich … spüren" oder „Bei mir kommt jetzt Ärger auf, und bei Ihnen?". Wenn man die Stunde mit ca. 10 Minuten tiefem Atmen beginnt, kann man sich auf den Patienten „einschwingen" und damit auch spüren, wie es ihm wohl gerade gehen mag.

Das ist die eine Seite, die andere hat mit unserer eigenen Lerngeschichte zu tun, wissentlich oder intuitiv kann es ja passieren, dass gemeinsame Themen bearbeitet werden, dass unser Körper genauso gut erinnert, was ihm passiert ist, im Guten wie im Schlechten, und wir damit nicht frei genug sind, um uns neutral und unvoreingenommen der Patientin zu widmen. Deswegen ist Selbsterfahrung generell so wichtig, und im Zusammenhang mit der Körperarbeit gilt das aus meiner Sicht besonders, weil wir ja viel ausrichten können mit der Körperarbeit und damit auch einiges schiefgehen kann, wenn eigene Themen sich dazwischenmogeln.

Supervision dient zum einen natürlich dem Auffrischen und Erweitern des Kenntnisstands und der Fallkonzeption, gleichzeitig sind hier aber viele Selbsterfahrungsanteile „am Werk“, so dass eine klare Trennung kaum möglich erscheint. Trotzdem sollten die Selbsterfahrungsanteile markiert und sollte mit dem Supervisanden besprochen werden, in welchem Kontext diese bearbeitet werden könnten (z. B. gibt es hier eine Grenze in hierarchischen Kontexten).

3.4 Therapeutischer „Zusatzbedarf“

Der klassische Zugang zum tiefen Atmen geht naturgemäß besser im Liegen, damit nicht so viel Haltearbeit geleistet werden muss; deswegen lohnt sich die Anschaffung einer Matratze, idealerweise aus Schaumstoff, in den Maßen 2 × 1 Meter, 10 cm hoch und in der größten Schaumstoffdichte, die es gibt, damit diese Matratze auch Schläge nach unten abfedern kann. Es empfiehlt sich, dann gleich einen sogenannten Strumpf über diese Matratze ziehen zu lassen (ein dichtes elastisches Netzgewebe), damit das Beziehen mit einem Spannbetttuch leichter fällt. Solche zugegebenermaßen raumfüllenden Matratzen gibt es auf Bestellung in Schaumstoffläden oder natürlich im Internet.

Yogamatten oder auch Untersuchungsliegen oder Entspannungssessel sind nicht so gut geeignet, weil der Patient hier entweder herunterfallen könnte im emotionalen Aufruhr bzw. sich verletzen könnte, wenn er mit den Fäusten nach unten schlägt (deswegen auch mindestens 1 m Breite bei der Matratze, damit Platz links und rechts neben der Patientin bleibt).

Wenn das alles aber (zunächst?) nicht leistbar ist, geht es behelfsmäßig natürlich auch auf einer Decke oder Matte auf dem Boden mit gewissen Einschränkungen (s. o.) und mehr Fürsorge vom Therapeuten, dass sich sein Schützling nicht verletzt.

Hilfreich im Sinne einer guten Psychohygiene für die Therapeutin wäre dann noch ein Meditationskissen, das in der Regel dieselbe Höhe wie die Matratze hat, so dass beide auf „Augenhöhe“ miteinander arbeiten können.

Aber auch hier könnte man improvisieren, z. B. mit einer gefalteten Decke oder einem normalen Sofakissen.

Wenn auf der Matratze oder auf dem Boden im Liegen gearbeitet wird, sollten sowohl Patient als auch Therapeut sich von ihren Straßenschuhen trennen: Sitzt der Therapeut dicht neben seinem Patienten, können Straßenschuhe leicht bedrohlich und unhygienisch wirken. Vor Beginn der eigentlich körperorientierten Arbeit an wäre es deshalb auch wichtig, die Patienten entsprechend zu informieren; möglicherweise wäre ein Korb mit Leihsocken auch hilfreich.

Wenn es um die Arbeit mit Gefühlen geht, wäre auch ein sogenannter Aggressionswürfel oder -block, ebenfalls aus dem oben genannten Schaumstoff, mit einer Seitenlänge von 60 cm hilfreich, den man mit waschbarem Baumwollstoff beziehen lässt inkl. einem Reißverschluss. Der Würfel kann dann sowohl als Schlag-Unterlage als auch zum Abbremsen von Tritten im Liegen verwendet werden. Auch hier soll ein Fallbeispiel den Einsatz veranschaulichen:

BEISPIEL

Eine Patientin, Mitte 40, mit der Diagnose Borderline-Störung auf dem Hintergrund einer langjährigen Missbrauchserfahrung, erlebt im Rahmen einer Entspannungsübung im Liegen ein Flashback mit Dissoziation: Sie spüre die Anwesenheit des Missbrauchers, höre seine Hosenbeine rascheln, sie fühle sich nicht mehr sicher. Noch ehe die Übung abgebrochen werden kann und dissoziationsauflösende Interventionen eingeleitet werden können, beobachte ich, dass die Patientin beginnt, mit den Füßen zu treten. Ich ändere meinen Plan und fordere die Patientin auf, diesem Impuls nachzugehen, tiefer zu atmen und bei Ausatmen einen Ton kommen zu lassen, der

BEISPIEL

diesem Impuls entspricht. Zur Unterstützung halte ich einen Schaumstoffwürfel gegen die Füße, damit die Patientin einen Widerstand spüren kann.
Die Bewegungen der Patientin werden heftiger, sie schreit inzwischen „weg, weg“ und tritt heftig gegen den Block. Sie wird immer aggressiver und expressiver in ihren abwehrenden Bewegungen und Handlungen. Die Szene dauert ca. 3 Minuten, dann wird sie langsamer und ruhiger. Ich nehme den Block weg, und nach einiger Zeit (mit Maßnahmen zum Ankommen im „Hier und Jetzt“ wie Farben benennen, in Siebenerschritten von 100 rückwärts zählen etc.) kann die Patientin mit mir zusammen gut reflektieren, dass sie früher in den Missbrauchssituationen sehr oft diesen Impuls (zu treten) gehabt habe, sich aber nicht getraut habe, ihn auch umzusetzen, weil der Missbraucher sie bedroht habe. Es habe ihr gut getan, diesen Impuls endlich einmal ausleben zu dürfen.
Nach dieser Therapiestunde sinkt die Rate der Flashbacks auf fast Null.

Nebenbei ist dieser Fall auch wieder ein gutes Beispiel für das sogenannte Differenzierungslernen (siehe Kapitel 2): in der nachträglichen ganzheitlichen Erfahrung der Wehrhaftigkeit erlebt sich die Patientin heute im Unterschied zu damals kompetenter, hat mehr Zutrauen zu ihrer Fähigkeit, mit eigenen Kräften eine früher als bedrohliche und hilflos machende Situation zu bewältigen. Gleichzeitig ergibt sich hier die Möglichkeit der Validierung von Gefühlen, indem sehr deutlich gemacht wird, dass dem kleinen Mädchen von damals keine anderen Chancen blieben, als die Situation irgendwie zu überleben, und ihr aufzuzeigen, dass der Missbraucher sich eindeutig strafbar gemacht hatte.

Weiterhin hat sich als „Zusatzbedarf“ in der körperorientierten Verhaltenstherapie der sogenannte Bataka bewährt, ein mit Schaumstoff ummantelter Schlagstock aus Gummi, mit dem dann u. a. auf den Würfel geschlagen werden kann (vgl. auch Kapitel 4). Und es gibt kleine Sandsäckchen, um Berührung zu vermeiden und den Patienten trotzdem spüren zu lassen, wie es sich anfühlt, wenn bestimmte Körperteile mit Gewichten beschwert werden.

Bei all dem bleibt festzuhalten, dass dieser Zusatzbedarf oft die Arbeit erleichtert, dass es aber auch mit weniger geht, man muss dann eben improvisieren oder auch einen Abstrich in der Effektivität hinnehmen.

3.5 Indikationen

Hier sind die Grenzen naturgemäß fließend, je nachdem, welche Ziele man verfolgt bzw. wie intensiv die körperliche Ebene in der Therapieplanung eine Rolle spielen soll und darf. Übergreifend könnte man sagen, dass in jeder Therapie unser Körper von Relevanz ist, ob nun „nur“ über ihn geredet wird (z.B. bei Schmerzpatienten) oder ob auch mit körperlichen Wahrnehmungen, Interventionen oder Übungen gearbeitet wird. So kann im Kleinen schon eine Intervention wie „Mir fällt auf, dass Sie heute sehr unruhig in Ihrem Stuhl sitzen“ eine körperorientierte Maßnahme sein, auf der anderen Seite des Kontinuums finden wir dann gezielte Berührungen der Therapeutin, die einen stabilen Beziehungsrahmen erfordern. Deswegen kann die folgende Zusammenstellung auch nur eine grobe Orientierung bieten. Es soll nach Diagnosen, Beziehungsgestaltung und Persönlichkeitsstilen unterschieden werden.

3.5.1 Indikation nach Diagnosen

Zunächst einige Anmerkungen zu den Kontraindikationen: Es gibt eigentlich wenige, man sollte allerdings immer im Hintergrund im Auge behalten, dass körperorientiertes Arbeiten im engeren Sinne zu den erlebnisaktualisierenden Interventionen nach Grawe gehört und damit sehr schnell heftige und u.U. sehr dramatische Gefühle und Zustände hervorrufen kann. Deswegen gilt eine eingeschränkte Indikation für alle Störungsbilder, die den Umgang mit heftigen Gefühlen erst noch lernen müssen, z.B. Borderline-Patienten, Patienten mit Störungen der Impulskontrolle oder auch traumatisierte

Patienten. Das heißt, entweder der Therapeut hat zusätzlich viel Supervision und Selbsterfahrung in körperorientierten Verfahren oder er hat Vorerfahrungen bzw. spezielle Weiterbildungen in den jeweiligen Störungsbildern. Gänzlich auf den Zugang durch tiefe Atmung verzichten sollte man bei Epilepsie-Patienten, weil die tiefe Atmung Krampfanfälle provozieren könnte; ähnliches gilt für manche Asthma-Patienten. Ein Umweg über die anderen körperorientierten Interventionen ist aber durchaus denkbar.

Übergreifend wäre festzuhalten, dass die körperorientierte Verhaltenstherapie speziell für all jene Patienten besonders geeignet ist, die kaum Zugang zu ihren Gefühlen haben, diese als bedrohlich erleben oder eher somatisierend ausdrücken und sich durch Intellektualisierung schützen („verkopft").

Essstörungen

Hier „springt" einen das Thema Körper ja regelrecht an, und die Spezialisierung auf diese Diagnosegruppe war für mich auch der Auslöser für die intensivere Beschäftigung mit körperorientierten Verfahren: Es geht um die positive Zuwendung zum Körper, die Aussöhnung mit ihm, die Entdeckung von Ressourcen, aber oft auch um die Möglichkeit und die Erlaubnis des Spürens, Gefühle-Entdeckens und sich Raum-Nehmens im wörtlichsten Sinne. Die verzerrte Körperwahrnehmung bzw. Körperbildwahrnehmung ist ja eines der diagnostischen Kriterien der Anorexia nervosa: Speziell dazu gibt es ein wunderbares Manual von Vocks et al. (2018).

Darüber hinaus bieten das tiefe Atmen und die Hinwendung zum Körper und Körperlichen gute Möglichkeiten, mit der Patientin zusammen Konfrontationsübungen im Hinblick auf die sonst im kognitiven, aber auch emotionalen Raum vermiedene Körpererfahrung durchzuführen und damit möglicherweise Gegenkonditionierungserlebnisse zu generieren. Von Beginn an sollte der Körper nicht nur mit seinem Gewicht in der Therapie Thema sein, sondern auch mit seiner speziellen Biografie, seinen Veränderungen über die Zeit, seinen Ressourcen und Kraftquellen, seiner aktuellen Befindlichkeit und seiner Pflege. Tiefes Atmen geht nur über „sich Raum nehmen",

d. h. indem man alle Resonanzräume des Körpers nutzt. Anorektische Patientinnen vermeiden jedoch oft die Brustatmung, weil dann der Busen besser zu sehen ist, aber auch, weil die stolz geschwellte Brust oft „nicht sein darf“. Hier können wohlwollende Rückmeldungen und Ermutigungen des Therapeuten helfen, ein besseres Gefühl für das körperliche „In der Welt sein“ zu entwickeln. Hilfreich ist hier auch die Übung „Dem Körper danken“ (siehe Kapitel 4.5.4), um dem eher optisch-ästhetischen Bewertungsstil etwas entgegenzusetzen.

Bei Patienten mit Bulimie geht es in der körperorientierten Verhaltenstherapie um die bessere Wahrnehmung von Spannungsgefühlen, die Konfrontation mit weiteren eher vermiedenen Gefühlen, die sich beim tiefen Atmen möglicherweise melden, sowie um die Identifizierung von somatischen Markern als Trigger für Ess- und Brechanfälle. Dies könnten z. B. Kopfschmerzen bei massiver Anspannung, Verkrampfung der Hals-Nacken-Region sein, Magenschmerzen, Völlegefühl oder auch das Gegenteil, das Gefühl von Leere. Es gilt, diese somatischen Marker wahrzunehmen und dem Körper zu danken, dass er einem Hinweise gibt, dass etwas geändert werden muss.

Depression

Ein diagnostisches Merkmal vieler depressiver Erkrankungen ist das „Gefühl der Gefühllosigkeit“. Hierfür bzw. dagegen gibt es z. B. den sinnlichen Zugang zu besserem Spüren und Erleben, wie es das Genusstraining nach Koppenhöfer (2004) anbietet: Mithilfe konkreter Wahrnehmung über die Sinne (wie sieht etwas aus, was kann man hören, wie riecht oder schmeckt es, was kann man tasten, z. B. bei einem in der Gruppe herumgereichten Apfel oder einer Rosine für jede/-n) werden Erfahrungen gemacht, Erinnerungen geweckt (z. B. der Geruch eines Bratapfels, der mit guten Kindheitserinnerungen verbunden ist) und damit sogar bei schwerst depressiven Patienten wieder lebendiges Spüren und Wahrnehmen reaktiviert.

Darüber hinaus kann ein körperorientierter Ansatz mithilfe der tiefen Atmung helfen, vermiedene Gefühle wiederzufinden, zu aktualisieren und dabei im therapeutischen Kontakt wohlwollend anerkannt und verstanden zu werden. Hierzu ein Fallbeispiel:

BEISPIEL

Eine Patientin, Ende 50, kommt nach einem stationären Aufenthalt wegen einer schweren Depression in die ambulante Nachsorge. Die ersten Stunden dienen dem Beziehungsaufbau und Erste-Hilfe-Interventionen, die Therapie stagniert aber, der Patientin geht es unverändert schlecht, vorherrschend ist die Teilnahmslosigkeit und Starre. Das körperorientierte Arbeiten wird ihr erklärt, und ohne große Hoffnung erklärt sie sich auch dazu bereit. Beim tiefen Atmen auf der Matratze fällt mir auf, das sie ihre Hände rasch auf und zu macht und reibt; dies melde ich ihr zurück. Die Patientin erklärt, dass sie aufgrund ihrer Körpergröße oft kalte Hände habe und das Reiben würde sie dann wärmer machen. Daraufhin frage ich, ob sie denn damit einverstanden wäre, dass ich ihre Hände mit meinen Händen wärmen dürfe: ein schwaches, eher gleichgültiges „Ja". Ich nehme auf einer Seite eine Hand zwischen meine Hände und bitte die Patientin, weiterhin tief zu atmen (wichtig, damit aufkommende Gefühle eine Chance haben!). Die Patientin beginnt zu weinen, erst leise und „vorsichtig", dann immer heftiger, es kommen Worte wie „dass mal jemand etwas für mich tut!" und einige Zeit später dann „immer habe ich alles allein stemmen müssen". In der kognitiven Einbettung danach wird dann deutlich, dass die Patientin schon lange nicht mehr geweint hatte und dass sie sich mit ihren Belastungen allein gelassen gefühlt hatte. Aus therapeutischer Sicht sind „die Dinge in Fluss gekommen": Wenn erst einmal Gefühle wieder gespürt werden dürfen, ist bei der Behandlung von Depression ein wichtiger Schritt gemacht. Die weitere Therapie blieb anstrengend, die Patientin konnte im Verlauf aber davon profitieren, dass sie wieder Zugang zu ihren Gefühlen bekam.

In diesem Beispiel ist wohl eher das affektmotorische Schema der Bindung aktiviert und wohlwollend unterstützt worden; oft fehlt es den depressiven Patienten aber auch an guten Erfahrungen mit dem anderen Schema, dem der Abgrenzung und Autonomie: Aggressive Impulse und Gefühle werden höchstens sich selbst gegenüber (Autoaggression) wahrgenommen und ausgelebt. Um nun das Einnehmen eigener Standpunkte und Vertreten eigener Rechte zu unterstützen, eignen sich die entsprechenden Übungen zur Aktivierung des Abgrenzungsschemas, z. B. „den guten Stand einnehmen“. Überhaupt: sich hinstellen, raus aus dem Stuhl, wieder „Boden unter die Füße bekommen“, einen „therapeutischen Spaziergang“ – im Praxisraum, aber auch draußen, am besten im Grünen – unternehmen, damit die Dinge wortwörtlich in Gang kommen. Das sind auf der rein körperlichen Ebene erste Schritte in Richtung Aktivierung, die nach Hautzingers Depressionsmodell einen zentralen Behandlungsschwerpunkt darstellt (Hautzinger 2013). So konnte ich mit einer anderen depressiven Patientin einen deutlichen Fortschritt erzielen, als ich ihr vorschlug, künftig mit dem Fahrrad in die Therapiestunde zu kommen, auch wenn sie es zunächst nur schieben konnte. Die Zusammenhänge zwischen regelmäßiger Bewegung und Sport mit Erfolgen in der Depressionsbehandlung sprechen ebenfalls für sich.

Schmerz, Somatisierungsstörung

Für Patienten mit einer unklaren Schmerzproblematik oder auch Somatisierungsstörung kann der Einsatz körperorientierter Methoden sehr hilfreich sein:

Bei Schmerzen hilft die aufmerksame Wahrnehmung des „restlichen“, sprich schmerzfreien Körpers, damit der Körper nicht nur durch die Schmerzen repräsentiert wird, sondern die unbelasteten, möglicherweise sogar Freude oder Vergnügen spendenden Körperreaktionen und -zustände (wieder) wahrgenommen und wertgeschätzt werden können. Weiterhin könnte bei tiefer Atmung und gleichzeitigem „Verweben der Ebenen“ – d. h. die Wahrnehmung, welche Gedanken, welche Gefühle, welche inneren Bilder, Handlungsimpulse und andere Körperreaktionen auftauchen, wenn der Schmerz gespürt wird – eine mögliche Verbindung zur Funktionalität oder auch zur Ursache der Schmerzen in der Biografie der Patientin rekonstruiert werden. In seinem Buch „Das Gedächtnis des Körpers“ beschreibt Joachim Bauer (2015) sehr anschaulich in einem Fallbeispiel, wie durch ein Kränkungserlebnis alte, frühkindliche Gewalterfahrungen reaktiviert worden sind, die dem Bewusstsein nicht zugänglich waren und mithilfe körperorientiertem Vorgehen wiedererinnert und dann auch betrauert werden konnten. In der Folge ließen die Schmerzen nach (Bauer 2015, S. 149ff.). Weiterhin zitiert Bauer Untersuchungen, die überzufällig häufig frühkindliche, anfangs nicht mehr erinnerte Gewalterfahrungen bei Fibromyalgie-Patienten feststellen konnten. Ein Fallbeispiel aus meiner Praxis soll das veranschaulichen:

BEISPIEL

Eine Patientin, Anfang 30, kommt nach einem stationären Aufenthalt in die Nachbehandlung, „Depression und Angst gemischt" war dort die Diagnose. Sie berichtet hauptsächlich über ein schmerzendes und beängstigendes Kloßgefühl im Hals. Als eine der ersten Interventionen bitte ich sie mit ihrem Einverständnis (und das im Sitzen, weil wir uns noch nicht so gut kennen – es geht also zur Not auch ohne die Matratze!), das Kloßgefühl stärker werden zu lassen und sich dabei tief atmen zu lassen. Parallel frage ich wieder die Ebenen ab: Welche Gefühle tauchen auf, welche Gedanken, welche inneren Bilder, welche Handlungsimpulse? Nach kurzer Zeit beginnt sie zu weinen, ihr tauchen Erinnerungen auf aus der Zeit ihrer Kindheit, als der Vater, der gleichzeitig ihr Trainer im Volleyball-Verein war, sie hart herangenommen und sie dabei abwertend und Gefühle verbietend behandelt hatte. Sie hatte also gelernt, „runterzuschlucken", und ihr Körper erinnerte sich jetzt an die vielen – auch anderen – Male, in denen sie ihre verletzten und aufbegehrenden Gefühle, z. B. auch in früheren Partnerschaften, nicht zugelassen hatte. Auch hier bieten sich wieder mehrere Optionen für das weitere Vorgehen an:

- Die Wahrnehmung des Zusammenhangs kann bereits helfen und das eigene Krankheitsverständnis fördern.
- Weiterhin kann das jetzige Erlauben von Gefühlen Gegenkonditionierungsprozesse fördern (Erlaubnis geben).

BEISPIEL

- Letztlich wäre auch in diesem Fall eine Einbettung in schematherapeutisches Arbeiten denkbar, in dem die Patientin lernt, wenigstens heute liebevoll und unterstützend mit „ihrer Kleinen“ umzugehen und nicht das internalisierte Muster des Vaters in der Eigenbewertung fortzusetzen.

Bei Patienten mit eine Somatisierungsstörung oder auch einer Hypochondrie dient die Körperarbeit dann eher einer „Übersetzungshilfe“: Grundlage ist wiederum die Verhaltensanalyse auf der Reaktionsebene (s.o.): Hier werden von einer belastenden Problematik oft nur die körperlichen Aspekte wahrgenommen, übersetzt werden müsste diese Beeinträchtigung in Emotionen und Kognitionen. Dabei wäre der optimale Fall eine „Simultanübersetzung“: gleichzeitiges Spüren der körperlichen Reaktion und Antworten auf die Frage suchen: Welche Gedanken und welche Gefühle tauchen auf?

Das folgende Fallbeispiel einer Patientin mit Hypochondrie trifft dabei nicht ganz diese Übersetzungsarbeit, veranschaulicht aber auf andere Weise eine häufige Thematik bei dieser Störung und deren Bearbeitung durch körperorientiertes Arbeiten:

BEISPIEL

Die Patientin ist selbst im klinischen Bereich tätig und dadurch mit einem umfänglichen Wissen über mögliche Erkrankungen ausgestattet. Sie kommt mit der Diagnose „Hypochondrie“ und einer stattlichen Liste von bisher aufgesuchten Ärzten ohne ernsthafte Befunde. Die Körperängste beziehen sich auf unterschiedlichste Irritationen in der Körperwahrnehmung. Sie lässt sich auf das Arbeiten mit dem Körper ein, erinnert damit viel mehr aus ihrer Kindheit, und es wird deutlich, dass ein zentrales Thema die Wahrnehmung und das Äußern eigener Bedürfnisse ist (und damit auch die Chance, dass diese eine Befriedigung erfahren). Als fünftes von sechs Kindern und einer schwerhörigen Mutter ging wohl vieles unter.
Auf die Frage, was sie denn heute für ihre Bedürfnisse tun könne, meint sie, das sei aussichtslos, weil diese „unersättlich“ seien. Ich schlage ihr ein Verhaltensexperiment vor: Sie

soll sich eine unserer bisher durchgeführten Körperinterventionen aussuchen, von der sie meint, davon könne sie nicht genug bekommen und sei eben nicht satt zu kriegen. Sie wählt die unterstützende Hand auf ihrem Bauch bei der tiefen Atmung (siehe Kapitel 4). Dann soll sie schätzen, wie lange sie bis zu einer Sättigung brauchen würde: Da würde die Stunde nicht reichen, meint sie … „Das macht nichts", ist meine Antwort, „wir können ja in den nächsten Stunden damit weitermachen". Wir beginnen, und nach ca. 3 Minuten (!) sagt sie zögerlich: „Eigentlich wird es jetzt langweilig, ich glaube, es reicht." Diese Erfahrung hat einen hohen Impact-Wert: Am eigenen Leib zu erleben, dass die eigenen Wünsche und Bedürfnisse als riesig wahrgenommen werden und dann in der sogenannten Realität zusammenschrumpfen, verändert vieles. Sie nimmt als Hausaufgabe mit, ihn ihrem Umfeld auszuprobieren, ob sie ihre Bedürfnisse nicht doch einmal äußern kann, und damit wenigstens die Chance auf Erfüllung zu vergrößern.

BEISPIEL

Traumatisierung (mit Dissoziation)

In der Arbeit mit traumatisierten Patientinnen kann die körperorientierte Herangehensweise wertvolle Ressourcen erschließen und Gegenkonditionierungserfahrungen anbieten: z. B. war „damals" ein Sich-Wehren aus unterschiedlichen Gründen nicht möglich und oft sogar die „schlauere" Reaktionsweise, um Leib und Leben zu schützen. In der ganzheitlich gespürten Erinnerung können dann aber körperliche Reaktionen erlaubt und unterstützt werden, die der Abgrenzung, dem Selbstschutz und der eigenen Wehrhaftigkeit dienen und damit die Gefühle der Ohnmacht, Beschämung und Hilflosigkeit abmildern (vgl. Fallbeispiel Patientin mit Missbrauch Kapitel 3.3). Es gilt aber auch, dass zumindest am Anfang der Therapie viel Vorsicht geboten ist, eine belastbare Beziehung aufgebaut werden muss und viele Stabilisierungsübungen durchgeführt werden sollen. Das können außer den schon bekannten wie „sicherer innerer Ort" oder

„Tresorübung" durchaus auch Übungen aus der körperorientierten Verhaltenstherapie sein, die schwerpunktmäßig dann eher aus dem affektmotorischen Schema der Abgrenzung und der Autonomie abgeleitet sind: guter Stand und gutes Gehen, Aufstehen, sich im Stehen spüren, das eigene Gleichgewicht finden, im Sitzen mit beiden Beinen abwechselnd auf den Boden tappen etc. Ehe man im Liegen mit tiefer Atmung beginnt, sollte man darauf vorbereitet sein, dass schnell heftige Gefühle auftauchen können. Der Therapeut sollte Fertigkeiten im Umgang damit erworben haben, entweder über die DBT (Dialektisch-Behaviorale-Therapie nach Linehan) oder eine Traumatherapie-Weiterbildung, oder er sollte zeitnah und engmaschig die Möglichkeit zur Supervision haben.

Es können aber auch unabhängig vom Setting heftige Gefühle und im Zusammenhang damit dann auch Dissoziationen auftreten, wenn z.B. im Bericht über das aktuelle Leben traumanahe Inhalte vorkommen. Das folgende Beispiel veranschaulicht einen solchen Fall und beschreibt auch eine sogenannte Erste-Hilfe-Maßnahme oder Krisenintervention, für die ich sehr dankbar bin.

BEISPIEL

Nachdem eine langjährig und von frühester Kindheit an sexuell missbrauchte Patientin erfährt, dass ihre Mutter an einer Münchhausen-by-proxy-Störung leidet und ihr auch jetzt noch fortlaufend gesundheitlich geschadet hat, reagiert sie mit heftigen Dissoziationen, die zu Hause stundenlang anhalten und meist mit Erbrechen und Kreislaufzusammenbrüchen enden. In der darauf folgenden Stunde passiert dann eine solche Dissoziation, als das Gespräch sich in Richtung Mutter entwickelt: Sie stößt spitze Schreie aus, weint, ist nicht ansprechbar. In meiner und ihrer Not denke ich an die Embryohaltung (siehe Kapitel 4.3.2), setze mich neben sie, lege eine Hand auf die Schulter und die andere oben auf den Kopf (wo früher die Fontanelle war), und spreche einfache und beruhigende Sätze wie: „Ich bin da", „Es wird wieder gut", „Es ist vorbei". Die Patientin kann sich damit beruhigen, taucht nach ca. 3–4 Minuten wieder aus ihrer Dissoziation auf, ohne Erbrechen, erlebt die kurze Dauer und das daraus Auftauchen

BEISPIEL

als Musterunterbrechung, und es wächst ganz langsam das Erleben, dass diese Anfälle doch unter Kontrolle zu bekommen sind. Tatsächlich ereignen sie sich nach diesem Vorfall seltener, kürzer und weniger heftig.

Sucht

Ein zentrales Thema in der Suchtentstehung und Suchtaufrechterhaltung ist das Vermeiden von zumeist negativen Gefühlen („Betäuben"); da das tiefe Atmen die Wahrnehmung von Gefühlen unterstützt und die Therapeutin diese Gefühle und das innere Erleben des Patienten validiert, kann dadurch die Erfahrung gemacht werden, dass negative Gefühle aushaltbar sind und sich möglicherweise sogar verändern, wenn man sich ihnen stellt. Der Patient erlebt sich dann nicht mehr seinen Gefühlen hilflos ausgeliefert, sondern kann nach und nach sein Selbstwirksamkeitsgefühl aufbauen.

Weiterhin kann mithilfe körperorientierter Verfahren wie ausführlichen Körperreisen, Malen eines Körperbildes mit Einzeichnen akzeptierter und abgelehnter Bereiche oder tanz- und bewegungstherapeutischen Angeboten der lädierte Selbstwert suchtkranker Menschen wiederhergestellt werden (vgl. auch Kern 2015, S. 167–168).

Persönlichkeitsstörung

Da bei dieser Diagnose in der Regel frühe Verletzungen oder Vernachlässigungen in der Lerngeschichte auftauchen, eignet sich die körperorientierte Verhaltenstherapie bestens, um ein Nacherfahren, Nachlernen oder Neulernen krank machender Erfahrungen und deren Auflösung zu ermöglichen. In Kombination mit schematherapeutischem Vorgehen kann hier der Patient nicht nur im Rollenspiel (was ja auch schon eine körperpsychotherapeutische Intervention ist!) nacherleben, wie sich die „begrenzte Nachbeelterung" anfühlt. Die Körperebene ist explizit mit einbezogen: Wie fühlt sich das körperlich an, wenn man bei Kummer oder Verlassenheitsängsten nicht alleingelassen oder abgewertet wird, sondern die Präsenz des Therapeuten auch körperlich spürt, indem z. B. die Hand oder die Schulter gehalten wird? Kann eine Gegenkonditionierung stattfinden, kann z. B. die wohlwollende und fürsorgliche Haltung des Therapeuten internalisiert und geglaubt werden, indem er etwa auch körperlich Halt anbietet? Folgendes Fallbeispiel soll diesen Zugang verdeutlichen:

BEISPIEL

Eine 58-jährige Patientin mit extremer Vernachlässigung in der Kindheit (sie wurde als Säugling und Kleinkind tagsüber alleingelassen, die Mutter kam nur mittags zum Füttern und Windeln wechseln) entwickelte im Verlauf eine abhängige Persönlichkeitsstörung mit vielen ambulanten und auch stationären Behandlungen. Bei Beginn der Therapie lautete die Überweisungsdiagnose (nach ICD F 62.9) andauernde Persönlichkeitsveränderung nach schwerer Belastung. Sie konnte sich auf das körperorientierte Vorgehen einlassen, und bei der tiefen Atmung mit Stimme dauerte es nicht lange, bis sie heftig zu weinen begann und dabei innere Bilder von ihrer Mutter, zuerst in deren jetzigen, dann in immer jüngerem Alter imaginierte, weiterhin Bilder von Dunkelheit und Alleinsein. Berührung war erlaubt, und so bot ich ihr meine Hand auf ihrer Hand an und ebenfalls das Halten einer Schulter mit der anderen Hand. Ich bat die Patientin, weiter tief zu atmen, die Bilder und die Gefühle zuzulassen und gleichzeitig zu spüren, dass sie jetzt nicht allein sei und gehalten wurde. Letztlich kehrte durch diese Gegenkonditionierung nach und nach Ruhe ein, das Weinen ließ nach, die Patientin konnte den Halt spüren. Parallel habe ich immer wieder verbalisiert, dass sie „jetzt“ so schlimme Gefühle habe, aber körperlich spürbar Kontakt und Unterstützung bekomme, so dass damit das Neulernen verdeutlicht wurde und die neue Erfahrung internalisiert werden konnte. Dabei ist es wichtig, dass diese Intervention zum einen auf dem Hintergrund einer stabilen, belastbaren therapeutischen Beziehung gut vorbereitet wurde und dass sie als ein Mosaiksteinchen innerhalb einer Reihe von solchen oder ähnlichen Interventionen integriert wurde.

Sonderfall Depersonalisation

Nach der ICD-10-Klassifikation „klagen diese Patienten über ein Gefühl von entfernt sein, von ‚nicht richtig hier' sein. Sie klagen z. B. darüber, dass ihre Empfindungen, Gefühle und ihr inneres Selbstgefühl losgelöst seien, fremd, nicht ihr eigen, unangenehm verloren, [...] oder dass sie das Gefühl haben, in einem Schauspiel mitzuspielen" (Dilling & Freyberger, 2012).

Für dieses Störungsbild gibt es ebenfalls gute Erfahrungen mit der tiefen Atmung und im gleichen Zug die dazugehörigen Gefühle, Körperwahrnehmungen etc. wahrzunehmen und zu benennen. Aus meiner Supervisionstätigkeit hierzu wieder ein Fallbeispiel:

BEISPIEL

Ein männlicher Patient, Mitte 40, leidet seit vielen Jahren unter den oben beschriebenen Symptomen, vor allem emotionaler Taubheit. Die Anamnese ist voll mit Erfahrungen der Einsamkeit und des Unverstandenseins, vor allem in sehr frühen Jahren, der Verbalisierung kaum zugänglich. Die Therapeutin konnte eine gute, vertrauensvolle Beziehung zu ihm aufbauen, trotzdem blieben die Therapiefortschritte begrenzt. Sie versuchte dann, mithilfe des tiefen Atmens und des Verwebens der Ebenen innere Bilder bei ihm zu generieren, eigentlich ähnlich der Affektbrücke in der Schematherapie. Das gelang auch: Über den aktuellen Abschied von seinem getrennt lebenden Sohn gab es Erinnerungen an frühes Alleingelassenwerden, nach und nach konnte der Patient auch Gefühle der Trauer für den Kleinen von damals mithilfe der tiefen Atmung entwickeln. Dann meinte der Patient: „Und was mache ich jetzt?", die Frage wurde mit einer Rückfrage „Haben Sie eine Idee?" beantwortet und diese verneint. Daraufhin die Therapeutin: „Aber ich habe eine, ich nehme jetzt Ihre Hand und halte sie ein wenig." Im Sinne einer begrenzten Nachbeelterung konnte der Patient daraufhin – auch körperlich (!) – spüren, dass er nicht allein war, dass es Unterstützung und Verständnis gab. Wie ein „Türöffner" konnte diese Erfahrung dann auf andere, bis dahin nicht wahrgenommene Gefühle übertragen werden. Inzwischen spürt er alle Gefühle, nur sein Körper sei ihm noch „ein wenig fremd“.

3.5.2 Indikation nach Persönlichkeitsstilen und Therapeut-Patient-Beziehung

Hierbei geht es weniger um die Frage, ob körperorientierte Verfahren überhaupt in Frage kommen, sondern wie die jeweilige Therapeut-Patient-Beziehung gestaltet werden sollte, in Abhängigkeit von der Persönlichkeitsakzentuierung der Patientin. Im Kern und zumindest für die Einstiegsphase lassen sich zwei therapeutische Grundhaltungen und Verhaltensstile unterscheiden:

Wenn im „klassischen Setting“ die Patientin liegt und ihre ersten zehn tiefen Atemzüge ausprobiert, wäre eine therapeutische Haltung, sie häufig mit auch kleinen Validierungen zu begleiten wie z. B. mit „prima“, „ja“, „genau“, „hm“ oder mit der Verbalisierung dessen, was gerade passiert, z. B. „das war ja ein tiefer Atemzug!“, „jetzt werden Ihre Füße unruhig“ oder „jetzt sehe ich, dass Sie auch in den Bauch atmen“. Damit wird erreicht, dass der Patient sich gesehen und möglicherweise auch validiert fühlt: Hier gibt es viele Chancen, auch kleine und kleinste Verhaltensweisen zu validieren (wie verliebte junge Eltern das mit ihren kleinen Kindern machen!) und damit u. U. auch das nachzuholen, was manchen Patienten als Kind gefehlt hat, auch dies wieder im Sinne einer Gegenkonditionierung bzw. einer Schemaheilung. Manche Patienten haben bekanntermaßen bereits mit der Progressiven Muskelrelaxation Probleme, wenn sie die Augen schließen sollen und dabei wissen, dass sie von der Therapeutin angeschaut werden; sich dabei angucken zu lassen, wirkt schon wie eine Expositionsübung, deswegen hilft hier die auch sprachliche Dauerpräsenz des Therapeuten. Und: früh vernachlässigte oder allein gelassene „Kinder“ fühlen sich dabei anfangs wie „allein im Orbit“ und brauchen dringend die „Nabelschnur“ zum Therapeuten, d. h. deutliche und wohlwollende Signale seiner Anwesenheit. Insbesondere zu Beginn körperorientierten Arbeitens hilft diese Grundhaltung vielen Patienten mit einer Diagnose aus dem

Formenkreis der ängstlich-vermeidenden Persönlichkeitsstile, aber auch Patienten mit zwanghaften, histrionischen oder paranoiden Persönlichkeitsakzentuierungen könnten davon profitieren.

Jedoch nicht alle: Es gibt neben therapeutisch vorerfahrenen Patientinnen solche mit einem sicher gebundenen Beziehungsmuster oder auch Patienten mit einem narzisstischen Persönlichkeitsstil, die sich von dem „Dauerrauschen" der Therapeutin im Prozess der inneren Wahrnehmung und Suche beim tiefen Atmen eher gestört fühlen würden. Hier käme eher eine Grundhaltung zum Tragen, die dem Patienten etwas zutraut, ihn in Ruhe die zehn Atemzüge tun lässt und danach einlädt, wechselseitig die Wahrnehmungen und Beobachtungen auszutauschen.

Allerdings ist das nur eine grobe Orientierung; eine andere, durchaus praktikable Variante wäre, die Patientin vorher zu fragen oder auch über „learning by doing" eine optimale Passung zu erreichen.

3.6 Berührung und die Sorge um Erotisierung

3.6.1 Berührung

Berührung im Rahmen des körperorientierten Arbeitens ist ein sensibles und brisantes Thema, gleichzeitig ist Berührung im geeigneten Kontext aber auch eine der effektivsten Interventionen. Aus meiner Sicht stellt sich hier eine klare Hierarchie dar, die Entscheidungsprozesse erleichtern kann:

1. Ehe man sich überlegt, ob ein Patient oder eine Patientin Berührung erlauben, brauchen oder tolerieren würde, gilt die erste Frage der Therapeutin: Will ich überhaupt grundsätzlich meine Patienten berühren, und weiter: Will ich diese Patientin im Einzelfall berühren? Erst wenn diese Frage eindeutig mit Ja beantwortet wird, sollten weitere Indikationen bedacht werden. Es geht in diesem Fall um die Authentizität der Therapeutin: Wenn es Vorbehalte gibt, sollten sie ernst genommen werden, damit man

dem Patienten kein Doublebind zumutet. Die innere Ambivalenz vermittelt sich nämlich, und es entsteht so etwas wie: „Ich sollte Sie jetzt berühren, ich mache es auch, aber mit angehaltenem Atem oder einfach nicht gerne“. Schlimmstenfalls vermittelt sich diese Ambivalenz über ein leichtes Zittern der Hände, und die Patientin bekommt doppelte Botschaften. Dann lieber ohne Berührung arbeiten, es gibt ja gute Alternativen, die auch für den Fall gelten, dass Patienten (noch) keine Berührung zulassen oder aushalten: Wir wissen aus der Grundlagenforschung, dass eine vorgestellte Berührung oder Bewegung zwar verminderte, aber deutlich messbare Innervationen der zugehörigen Nerven und Muskeln auslöst (Carpenter-Effekt). Man kann also alle Berührungen aus Kapitel 4 auch in Form einer Imaginationsübung durchführen, z. B.: „Stellen Sie sich vor, wie jetzt beim Einatmen eine Hand auf Ihrer Brust liegt, sie ist spürbar, aber leicht, und wenn Sie jetzt ausatmen, wird diese Hand schwerer und hilft, die Atemluft noch weiter herauszulassen“. Oder, wenn schon die Hand als Imagination zu bedrohlich ist, weil daran ja schließlich ein ganzer Mensch „befestigt“ ist, kann man die Imagination auch mit der Vorstellung eines kleinen Gewichts oder eines kleinen Sandsäckchens durchführen. Downing nennt diese Vorgehensweise „Mikrotechniken“ oder innere Techniken.

2. Wenn diese Entscheidung geklärt ist, kommt natürlich die Frage, ob Patienten Berührung wünschen, zulassen, erlauben. Prinzipiell gilt hier, dass – eigentlich selbstverständlich – immer um Erlaubnis gebeten werden muss! Nicht bei jeder Berührung, aber erst einmal grundsätzlich und dann auch bei ungewöhnlichen oder neuen Berührungen. Und sie sollten stets angekündigt werden, in dem Sinne: „Ich lege jetzt meine Hand auf Ihren Bauch, ist das o. k.?“
3. Selbst wenn mein Patient mir die Erlaubnis gibt, sollte vorher gut geklärt sein, ob er aufgrund seiner Problematik überhaupt gut „ja“ oder „nein“ sagen kann; das deutlichste Beispiel wäre eine traumatisierte Patientin, die noch nicht gelernt hat, sich abzugrenzen und deswegen permanent Grenzverletzungen erlebt. Sie würde vielleicht zustimmen, ohne genau hinzuspüren, ob diese Erlaubnis stimmig wäre, und würde damit möglicherweise

kleine Retraumatisierungen erleben müssen. Also, erst wenn ein Ja verlässlich ein Ja ist und auch Neins in der therapeutischen Beziehung einen guten Platz haben, kann über Berührung nachgedacht werden. Weiterhin ist eine gute, belastbare und vertrauensvolle professionelle therapeutische Beziehung eine Voraussetzung für den Einsatz von Berührung, und damit wird auch deutlich, dass ihre Verwendung eine Frage der Therapiephase ist: Je nach Entwicklung und Störungsbild sollte Berührung anfangs gar nicht eingesetzt, später dann aber vorsichtig und mit Erlaubnis gegeben werden.

4. Wenn wir jetzt am unteren Ende dieser „Erlaubnispyramide" angekommen sind und Berührung stattfinden kann, gibt es wiederum verschiedene Indikationsstellungen:

- Berührung als Unterstützung: z.B. beim tiefen Atmen, wenn der Atem über Berührung der Brust oder der Flanken beim Ausatmen mit herausgedrückt wird und damit beim nächsten Luftholen mehr Volumen zur Verfügung steht (siehe Kapitel 4.1.2).
- Berührung als Schutz und als Erfahrung des Behütetseins: am deutlichsten in der Übung „Embryohaltung" (siehe Kapitel 4.3.2), in der sogar im wortwörtlichen Sinne eine Hand schützend oben auf den Kopf gelegt wird (wie ein Hut, Behütetsein). Aber auch die Berührung der Flanken bei der tiefen Atmung wird oft als Geborgenheit wahrgenommen.
- Berührung als Trost: wenn bei Trauer und Kummer eine Hand angeboten oder im Sitzen eine Hand tröstend in der Rücken zwischen die Schulterblätter gelegt wird.
- Berührung als Haltgeben: Wenn Patienten in ihrer Lerngeschichte wenig Halt erfahren haben und das manchmal sogar in ihrer Körperhaltung ausdrücken, indem sie sich selbst halten, d.h. die Arme um den Körper schlingen, können Halte-Angebote Gegenkonditionierungsprozesse anstoßen, wobei der Patient auf körperlicher Ebene und damit ganzheitlich neue Erfahrungen macht. Dazu empfiehlt sich das Halten des Kopfes (siehe Kapitel 4.4.1), des Rückens im Sitzen oder Stehen oder der Knie und der Füße im Liegen bei heftigen Gefühlen.

- Berührung als Widerstand anbieten: für die Erfahrung guter Grenzen und damit neuer Entwicklungs- und Wachstumsmöglichkeiten, z.B. beim Gegendruck mit der Hand auf der Brust beim tiefen Atmen oder auch bei der Wegschiebe-Übung.
- Berührung als Verhaltensexperiment: Hiermit können z.B. Hypothesen des Therapeuten überprüft oder Erfahrungen des Körpergedächtnisses getriggert werden, aber auch Ressourcen der Patientin exploriert werden (z.B. „Welche Berührung tut denn gut, mit welchen Berührungen gibt es angenehme Assoziationen wie z.B. Behütetwerden oder Geschütztsein?“)

Insgesamt kann man sagen, dass Berührungen sehr effektiv sein und starke Evidenzerlebnisse auslösen können, wie in dem Fallbeispiel „Hand auf den Bauch“ deutlich wird (2. Beispiel in Kapitel 3.4.1. bzgl. Schmerz/Somatisierungsstörung).

3.6.2 Erotisierung

Wenn man mit Berührung arbeitet, aber eigentlich überhaupt bei der körperorientierten Verhaltenstherapie, rückt der Körper und die Körperlichkeit ja dezidiert und gewollt in den Fokus der gemeinsamen Aufmerksamkeit, und wenn dann noch Berührung dazukommt, ist die rein körperliche Distanz oft gering, weil ich für Berührungen dem Patienten ja nahe kommen muss. Die Sicherheit des implizit vereinbarten Abstands beim Setting des Sitzens auf zwei vorbestimmten Stühlen oder Sesseln, möglicherweise sogar mit einem Tisch dazwischen, ist nicht mehr gegeben. Ähnlich wie bei gemeinsamen Expositionsübungen in vivo, aus deren Kontext wir Verhaltenstherapeuten Setting-Änderungen ja bereits kennen, verändert sich damit automatisch auch die therapeutische Beziehung. Es können Verunsicherungen auf beiden Seiten auftauchen, bis hin zu dem Gefühl des sich auch körperlich Hingezogenfühlens. Dieses Gefühl wird in „normalen“ Therapien eigentlich nur thematisiert, wenn es tatsächlich zu gestandenen Verliebtheiten, meistens auf Seiten der Patienten, kommt. Gleichwohl schwingt es wohl häufiger mit (und gehört vielleicht sogar ein wenig mit dazu) als es wahrgenommen und dann auch noch ausgedrückt wird. Therapeuten werden häufig idealisiert, ihre Schattenseiten kommen nicht so zum Vorschein, weil ja kein Alltag geteilt wird und die Beziehung von vornherein als eine asymmetrische konzipiert ist.

Eine denkbare Lösung, wenn man sich als Therapeutin in Gefahr wähnt, wäre die Entscheidung, nicht zu berühren und zum Ausgleich mit imaginierter Berührung zu arbeiten. Sich nur mit gleichgeschlechtlichen PatientInnen auf Berührung einzulassen (ein häufiges Argument männlicher Therapeuten aus den Seminaren: mit weiblichen Patientinnen drohe Gefahr), ist keine Lösung: Schließlich gibt es offene und verdeckte gleichgeschlechtliche Orientierungen.

Am hilfreichsten ist an dieser Stelle für mich das Konzept der begrenzten Nachbeelterung aus der Schematherapie (vgl. Roediger 2011): Indem ich als Therapeutin in die Rolle eines wohlwollenden Elternteils schlüpfe, verliert eine nahe Berührung sofort ihren möglicherweise erotisierenden Charakter. Und manchmal ist es sogar sehr wichtig, auch hier neue Erfahrungen anzubieten. Möglicherweise war ja früher eine Berührung durch ein Elternteil durchaus erotisierend, und nun geht es mit der Therapeutin um ein Differenzierungslernen: Das hätte ich als Patient damals eigentlich gebraucht, eine klare, eindeutige Botschaft von einem Elternteil in Form einer unzweideutigen Berührung. Aber natürlich gehört dazu, dass die Rollen klar sind, dass Berührung erlaubt ist und dass der Therapeut im Rahmen seiner Selbsterfahrung klar und eindeutig Position beziehen kann!

Ein weiterer hilfreicher Ansatz für dieses Thema ist der von Pesso (2007). Er konstruierte die Konjunktivsätze: „Wenn ich Ihr idealer Vater gewesen wäre, dann …“ bzw. „Wenn ich Ihre ideale Mutter gewesen wäre, dann …“, gefolgt von den jeweiligen neuen, heilsamen Botschaften oder eben auch Berührungen nach dem Motto „… dann hätte ich Sie gehalten“, und die Therapeutin berührt dann die Patientin in Halt gebender Weise. Hier wird das Nachbeeltern ganz deutlich ausgedrückt und damit der Charakter der Beziehung klar bestimmt.

Es bleibt aber festzuhalten, dass dieses Thema durchaus einer Feinfühligkeit und gründlicher Supervision und Selbsterfahrung bedarf, dass im Zweifel lieber nicht berührt werden sollte und dass hier auch ein Entwicklungspotenzial auf Seiten der Therapeutin liegen kann.

3.7 Initiieren

Eine häufige Frage im Zusammenhang mit körperorientierter Verhaltenstherapie betrifft den Einstieg: Wie komme ich überhaupt dorthin, mit Patienten körperorientiert zu arbeiten? Und wie könnte dies in den jeweiligen Therapiestunden eingeführt werden?

3.7.1 Allgemein

Am einfachsten haben wir es natürlich, wenn Patienten bereits mit dem Wunsch nach Einbeziehung des Körpers in die Therapie kommen (weil sich z. B. herumgesprochen hat, dass man so arbeitet, oder weil Überweiser das so formuliert haben). Dann kann man gut anknüpfen, vielleicht noch ein wenig veranschaulichen, wie man arbeitet und warum es sinnvoll ist, den Körper mit ins Boot zu nehmen.

Eine weitere Möglichkeit bietet sich manchmal über das Störungsbild des Patienten, z. B. bei einer anorektischen Symptomatik: „In Ihrem Fall spielt der Körper ja eine wichtige Rolle, und deswegen sollten wir ihn in die gemeinsame Arbeit einbeziehen, denke ich“. Oder bei Schmerzpatienten: „Lassen Sie uns herausfinden, ob Ihre Körperwahrnehmung nur noch vom Schmerz dominiert wird oder ob es Ausnahmen oder verschonte Bereiche gibt!“ Und dann lassen sich weitere Informationen als Psychoedukation geben:

- Etwa zum Thema Differenzierungslernen: Was „damals“ sinnvoll, möglicherweise sogar überlebensnotwenig war, kann heute überflüssig geworden sein (z. B. Panzerung). Oder: Was damals schmerzlich vermisst wurde, gefehlt hat, kann im Rahmen der begrenzten Nachbeelterung mit körperorientierten Techniken nachgeholt werden. Damit erfährt der Bewältigungsmodus nochmal eine Validierung, gleichzeitig wird eine mögliche Veränderung, ein Ausstieg aufgezeigt.
- Zur „Fahrstuhlmetapher“: „Stellen Sie sich vor, wir steigen bei einer aktuellen Problematik in den Fahrstuhl zur Vergangenheit, er fährt abwärts und bei der „Etage“, in der etwas nicht in Ordnung war o. ä., steigen wir aus, verändern die Szene ins Positive,

mit der Lösung steigen wir wieder ein, fahren ins jetzige Leben und schauen, was sich dann ändert." Und man benennt, dass im Sinne ganzheitlichen Lernens der Körper und die Atmung dabei eine wichtige Rolle spielen. Hier gibt es wieder Ähnlichkeiten mit der Schematherapie, bei vorinformierten Patienten könnte man dann auch dort anknüpfen.

- Man könnte den allgemeinen Einstieg aber auch über eine sogenannte Wahrnehmungsschulung des Körpers wählen: Über das Entspannungstraining hinaus helfen uns bestimmte (Atem-) Techniken, mehr zu spüren und mehr Sensibilität für bestimmte Körperprozesse bzw. -erinnerungen zu bekommen.
- Eine andere Möglichkeit wäre, der Patientin das tiefe Atmen als Verhaltensexperiment anzubieten: Was passiert, wenn der Atem fließen darf? Vielleicht war zuvor ja schon zu beobachten, dass der Patient bei sensiblen Themen seinen Atem anhält …
- Oder ich steige über eine Verhaltensbeobachtung ein, z.B. wenn mir auffällt, dass die Patientin sich selbst hält, indem sie beide Arme um sich selbst schlingt: „Wie wäre es, wenn Sie sich auf die Erfahrung einlassen würden, gehalten zu werden?", d.h. auch, „nicht alles selbst machen zu müssen?" (Ein anderes Fallbeispiel dazu wäre wieder die abwehrende Armgeste des Vorgesetzten aus Kapitel 3.2).
- Ein allgemeiner Einstieg könnte auch über die Einführung des tiefen Atmens geschehen, ohne dass von vornherein konkrete Ziele vereinbart wurden. Das führt zur nächsten Frage.

3.7.2 Spezifisch in jeder Stunde

Wie könnte, wenn es schon als vereinbart gilt, dass körperorientiert gearbeitet wird, dann jeweils die einzelne Stunde aussehen?

Ein „klassischer" Einstieg wäre die sogenannte tiefe Atmung über ca. 10 Minuten (vgl. Kapitel 4.1), im Stehen oder im Liegen, zu Beginn vielleicht sogar eher im Stehen, weil das weniger Angst macht. Nachdem man dem Patienten alles einschließlich der Nebenwirkungen erklärt hat, darf er 10 tiefe Atemzüge im Liegen mit Stimme beim Ausatmen ausprobieren, der Therapeut zählt im Stillen mit. Danach

Austausch über das Erlebte/Beobachtete, im Anschluss dann noch einmal 10 tiefe Atemzüge nach demselben Muster. Je nachdem, ob und welche Themen oder Erfahrungen auftauchen, kann damit weiter gearbeitet werden. Wenn gar nichts passiert (was nicht so selten ist …), hat es immerhin dazu gedient, dass die Patientin (und manchmal auch die Therapeutin!) in sich hineingehorcht hat, physiologisch „runtergefahren“ ist und das anschließende therapeutische Gespräch im Sitzen in der Regel in einer entspannteren und zentrierteren Atmosphäre stattfinden kann. Dies könnte auch schon eine Indikation für all jene Patienten sein, die völlig gestresst und „atemlos“ aus einem hektischen Alltag in die Therapiestunde gestürmt kommen und sich dann nicht gut konzentrieren können. In diesem Fall würde ich vorschlagen, jede Stunde mit dem tiefen Atmen zu beginnen, unabhängig davon, ob dabei etwas Entscheidendes „passiert“.

Im ambulanten Setting, in dem wir in der Regel ja 50 Minuten für einen Termin haben, habe ich es mir zur Regel gemacht, nur dann körpertherapeutisch im engeren Sinne zu arbeiten, wenn danach noch mindestens 30 Minuten Zeit für den Prozess bleibt. Wenn wir z. B. zur vollen Stunde anfangen, sollte mindestens bis 20 Minuten nach derselben der Einstieg erfolgt sein, sonst sollte man es lieber beim Gespräch lassen. Dadurch wird gewährleistet, dass man genug Zeit für den Prozess und dessen Nachbearbeitung und Integration übrig hat.

Natürlich gibt es noch weitere Einstiege mit anderen hilfreichen Fragen. Und: Je vertrauter für die Patienten der körperorientierte Ansatz ist, umso eher bringen auch sie Vorschläge und Fragen mit. Oder es gab in der Zwischenzeit konkrete Ereignisse, denen die Patienten auf dieser Ebene gerne nachspüren möchten.

3.7.3 Sensibilisieren

Man kann darüber hinaus auch auf einer übergeordneten Ebene immer mal wieder eine Sensibilisierung für den Körper und sein Gedächtnis bzw. seine Wahrnehmung erreichen. Dazu gehören

- die Beobachtung und Rückmeldung der Körperreaktion der Patientin im Sitzen während des Erzählens,
- Fragen wie: „Was erleben Sie gerade in Ihrem Körper?", „Was geht gerade in Ihnen vor und was passiert dabei in Ihrem Körper?" oder „Wie erleben Sie dieses Gefühl in Ihrem Körper?"
- Weiterhin gehört dazu auch die hinlänglich bekannte Körperreise, allerdings mit der Variante, dass durch die Koppelung von Körperwahrnehmung und inneren Bildern sowie deren Veränderung eine feinere Wahrnehmung für Konditionierungsprozesse erfolgt (vgl. die entsprechende Übung in Kapitel 4.5.1). Wichtig ist dabei der Hinweis, dass die inneren Bilder keinen Sinn ergeben müssen.
- Je nach Beobachtung durch den Therapeuten könnte ein Thema auch der „typische Stand" und seine Übertreibung und schließlich Auflösung sein, um eine Sensibilisierung zu fördern (Kapitel 4.5.2).
- Eine konkrete oder imaginierte Biografie des Körpers schafft ebenfalls gute Voraussetzungen, um den Körper umfassend mit in die Therapie zu integrieren (Kapitel 4.5.6, vgl. auch Kern 2015, S. 89).
- Und für Patienten, die ihre eigenen Belastbarkeitsgrenzen nicht spüren bzw. einfach darüber hinweggehen, würde sich die Indianerübung eignen (Kapitel 4.5.7).

Ganz allgemein hilft eine wohlwollende, wertschätzende Haltung des Therapeuten sowie dessen häufig eingestreute körperbezogene Rückmeldungen, beim Patienten eine größere Bereitschaft für die Auseinandersetzung mit seiner körperlichen Seite zu fördern.

3.8 Übergangsschritte vom tiefen Atmen zu Interventionen

Ganz allgemein sei vorweggenommen, dass Patienten sehr unterschiedlich auf die Setting-Veränderung reagieren: bei manchem passiert sehr schnell „etwas" beim tiefen Atmen, und man könnte Mühe bekommen, alle Affekte, Kognitionen, inneren Bilder wieder einzufangen. Bei den meisten dauert es aber länger, und dann ist Geduld gefragt, auf beiden Seiten. Die Patientin muss sich ja erst einmal an die veränderten Umstände gewöhnen und dann noch den Angeboten oder Vorschlägen folgen („durch die Nase einatmen, durch den offenen Mund mit Stimme wieder aus, die Resonanzräume in der Reihenfolge Brust, Flanken, Bauch nutzen, u. U. Pausenatmung“, vgl. Kapitel 4.1). Es ist ein wenig so wie beim Erlernen neuer motorischer Fertigkeiten wie Tennisspielen oder Radfahren: Anfangs ist man sehr mit der Technik beschäftigt, und erst dann, wenn diese vertraut ist, kann es zu Gefühlen, Wahrnehmungen, Bewertungen und inneren Bildern kommen. Also nicht zu früh aufgeben und wenn, dann dies nicht bewerten, sondern ein andermal, möglicherweise aus anderem Anlass, noch einmal einsteigen.

Wenn jetzt die Patientin von sich aus kaum etwas berichtet und auch von außen wenig zu beobachten ist, obwohl die Therapeutin aufmerksam den ganzen Körper der Patientin im Blick hat, gibt es ein paar Formulierungen, die einen Prozess anstoßen können, z. B.:

- „Lassen Sie jetzt mal ein Bild kommen“
- „Lassen Sie ein Wort oder einen Satz kommen“
- „Lassen Sie eine Geste oder Bewegung kommen“
- „Gibt es Bewegungsimpulse?“

Letztlich sind das uns Verhaltenstherapeuten sehr vertraute Fragen auf der Ebene der Mikro-Verhaltensanalyse bei R(eaktion):

- In einer bestimmten Situation (S), welche Gedanken gehen mir dann durch den Kopf (r-kog)?
- Oder welche Gefühle habe ich dann (r-emot)?
- Wie fühlt sich mein Körper an (r-phys)?
- Und welche Handlungsimpulse habe ich dann bzw. welche konkreten Handlungen mache ich (r-mot)?

Downing nennt dies Verweben der Ebenen, wir Verhaltenstherapeuten sprechen von der Mikro-Verhaltensanalyse, nur eben nicht im Nachhinein, sondern live in der Situation mit der jeweiligen Körperarbeit, z. B. dem tiefen Atmen. Diese Sätze sind nicht nur dann hilfreich, wenn „nichts“ passiert, sondern auch als Verbindungsbrücken zum eigenen Erleben, wenn es z. B. starke Gefühlsäußerungen oder heftige Körperbewegungen gibt (vgl. Fallbericht Dissoziation Kapitel 3.3). Für manche Patienten mit einer bruchstückhaften Wahrnehmung der eigenen Person, z. B. nach Traumatisierung, kann das, was sich nach so wenig anhört, schon ein sehr wichtiger Schritt in Richtung Genesung sein („sich als Ganzes erleben").

Ein weiterer Übergangsschritt, vor allem, wenn heftige Gefühle wie Wut oder „kleine" Gefühle (Gefühl aus der Lerngeschichte) wie z. B. Traurigkeit, Hilflosigkeit oder Angst im Spiel sind, wäre die Frage: „Wie alt fühlen Sie sich jetzt gerade?" In der Regel können Patienten das ziemlich gut benennen, nicht mit einer genauen Altersangabe, aber mit Verweis auf Zeiträume oder Situationen, die dann wieder eine Affektbrücke darstellen können. Hier gibt es wieder deutliche Parallelen zum schematherapeutischen Ansatz nach Young et al. (2005): „Deshalb ist es eine weitere Aufgabe des Therapeuten, Patienten zu helfen, die Emotionen und Körperempfindungen mit Kindheitserinnerungen in Verbindung zu bringen" (S. 63). Über Körperarbeit kann einerseits das Körpergedächtnis aktiviert werden, andererseits können Lösungen für eine potenzielle Schemaheilung geschaffen und realisiert werden – auch ganz konkret im körperlichen Zusammenhang (indem z. B. die Therapeutin Halt anbietet, wo früher Halt gefehlt hat).

3.9 Validieren, therapeutische Grundhaltung

Die therapeutische Grundhaltung ist eine Erlaubnis gebende, einladende, nicht wertende, es wird nicht gefordert oder angetrieben, es werden höchstens Vorschläge gemacht oder anregende Fragen gestellt. Schon damit erleben viele Patienten eine Gegenkonditionierung zu einer oft leistungs- und erfolgsorientierten Lerngeschichte und/oder aktuellen Lebenssituation. Es gibt damit z. B. beim tiefen Atmen auch kein „Richtig" oder „Falsch", höchstens Empfehlungen und neugierig-interessierte Fragen der Therapeutin, etwa „Wenn Sie jetzt wieder ausatmen, wie würde sich wohl ein Ton anhören, mit dem Sie auf sich aufmerksam machen wollten?“ oder „Was würde wohl passieren, wenn Sie beim nächsten Einatmen mal versuchen, mehr in den Brustraum zu atmen?“.

Es gilt dabei, dass erst einmal alles – bis auf Selbst- oder Fremdgefährdung – in Ordnung ist, da sein darf, bedingungslos wertgeschätzt wird, auch innere Bilder dürfen keinen Sinn ergeben. Bei ängstlichen Patientinnen ist es darüber hinaus hilfreich, auch kleine und kleinste Verhaltensweisen anzuerkennen und damit Sicherheit, Wertschätzung (denn auch kleine Ereignisse sind es mir wert, sie zu benennen) und Präsenz zu signalisieren. Hierzu wieder ein kleines Fallbeispiel:

BEISPIEL

Die Patientin, Mitte 40, depressiv und voller Strenge mit sich und ihrer Familie, wird nach einer kleinen Einführung eingeladen, sich auf das tiefe Atmen einzulassen, wahlweise im Stehen oder im Liegen. Da sie sehr hohe Ansprüche an sich hat, beginnt sie gleich mit dem Atmen im Liegen – in der Regel für die meisten Patienten die größere Hürde. Sie leistet brav alle zweimal 10 Atemzüge ab, springt dann auf und sagt: „Sehen Sie, ich kann das nicht“.

Hier wird deutlich, dass das hohe Anspruchsniveau der Patientin ein Einlassen auf diese Vorgehensweise fast verunmöglicht, gleichzeitig erhalte ich viele wichtige Informationen über ihre kognitiven Schemata (z. B. unerbittliche Ansprüche). Diese könnten wir jetzt disputieren, stattdessen nutzen wir aber ihre Bereitschaft, auch über ihre Körpererfahrungen zu arbeiten, indem ich sie erstens verstärke für ihre Neugier und ihr Mitmachen und sie dann bitte, das Ganze zu wiederholen und sich Zeit zu lassen, Be- oder Abwertungen ihrer selbst dabei zu entdecken und vielleicht sogar schon zu ändern. Da es hier kein Richtig oder Falsch gibt, eignet sich das Setting gut für die Veranschaulichung und die Erfahrung, unkonditional wertgeschätzt zu werden, nach den Achtsamkeitsansätzen (vgl. Lohmann & Annies, 2016): anerkannt zu bekommen, was ist.

Eine weitere Hilfestellung für ein aufmerksames Validieren durch die Therapeutin ist für mich der Vergleich mit einer idealen frühen Bezugsperson-Kind-Beziehung (meist Mutter oder Vater), in der z. B. die Mutter wie verliebt in ihr Kind ist und damit auch fast ununterbrochen „verliebte" Kommentare an ihr Baby abgibt, die sich für distanziert Außenstehende fast merkwürdig kitschig anhören: „Oh, diese Augen sind ja schon ganz wach!" oder „Nein, wie kräftig diese Händchen greifen können!". Nun muss der Therapeut das natürlich nicht eins zu eins übernehmen, aber sinngemäß schon, indem ihm jede körperliche Beobachtung eine Bemerkung oder Rückmeldung wert ist, ausgesprochen zu werden. Die Arbeit mit dem Körper und das tiefe Atmen bieten eine Vielzahl an Möglichkeiten, kleine und kleinste Verhaltensweisen zu validieren.

Man kann das auch übertreiben, und dann fühlen sich die Patienten vielleicht eher nicht ernst genommen: Hier tritt dann wieder die oben geschilderte differenzielle Indikation in Kraft; manche Patienten profitieren eher von einer stilleren Therapeutin.

Aber insgesamt haben unsere Patienten eher ein Defizit an frühen und auch späteren Validierungen erfahren, die ich nun mithilfe der Körperarbeit im Sinne der „begrenzten Nachbeelterung" der Schematherapie gut und detailfreudig umsetzen kann.

3.10 Umgang mit Gefühlen

Aus den Ursprüngen der Verhaltenstherapie kennen wir z. B. im Zusammenhang mit der Angstkonfrontation den beherzten und ermutigenden Umgang mit unseren Gefühlen. Und das Wissen, dass das Kennen und Erkennen von Gefühlen eher hilfreich ist und Vermeidungsverhalten uns nicht weiterbringt, auch wenn es sich um schier nicht aushaltbare Gefühle handelt, wie sie im Extremfall sogar in der Traumatherapie auftreten. In der Konfrontationsübung wird ja explizit so gefragt und instruiert, dass die Patientin sich über ihre Körpersignale mit ihrer Angst auseinandersetzen muss, z. B. mit Fragen wie „Spüren Sie jetzt gerade Ihr Herz pochen?" oder „Sind Ihre Knie jetzt weich?" oder „Zittern jetzt Ihre Hände?". Dabei wirkt die Therapie umso effizienter, je besser, d. h. vertrauensvoller und belastbarer die therapeutische Beziehung ist. Dieses Grundmuster gilt genauso bei der körperorientierten Verhaltenstherapie und kann auch auf die anderen Gefühle übertragen werden: Trauer, Ärger, Freude etc. Es geht darum, mithilfe von „Körpertechniken“ wie z. B. dem tiefen Atmen oder dem Übertreiben von Haltungen oder dem Hinspüren die eigenen Gefühle wahrzunehmen, sie mithilfe des Therapeuten anzuerkennen und „am eigenen Leib“ zu erleben, dass sie aushaltbar sind und an Macht und Stärke verlieren, wenn man sich ihnen stellt.

Deswegen möchte ich an dieser Stelle dazu ermutigen, mit den Patienten zusammen ihre Gefühle kennenzulernen, sie zu validieren und danach sozial kompatible Strategien zu entwickeln, wie sie im konkreten Kontext dann umgesetzt werden könnten. Je besser ein Patient seine Gefühle und deren Ursprung verstehen lernt, umso eher kann er sie auch moderieren. Und dazu braucht er eine stabile, vertrauensvolle Therapiebeziehung, damit auch extreme Gefühle validiert und respektiert werden können. Vor allem aber möchte ich dazu ermutigen, die Angst vor heftigen oder unangenehmen Gefühlen beim Patienten zu überwinden. Dazu wieder ein kleines Fallbeispiel:

BEISPIEL

Die Patientin, Mitte 40, berufstätig, kommt mit Stress- und Überlastungssymptomen in einer akuten Krise in die Praxis: Die alten Eltern wohnen weit entfernt und werden pflegebedürftig, die Kinder sind in der Pubertät und dabei, sich abzunabeln, die Paarbeziehung ist in Gefahr, weil die beiden sich über den angesammelten Alltagsstress voneinander entfernt haben. Sie berichtet, dass sie aus für sie unerklärlichen Gründen anfängt zu streiten. Beim Bericht darüber fängt sie leise zu weinen an. Ich ermutige sie, dem Gefühl nachzugehen, dabei so tief zu atmen, wie es im Sitzen überhaupt geht, sich dem Gefühl zu stellen. Ihr fallen innere Bilder und Erinnerungen ein, in denen ein kleines Mädchen sich anstrengt, es allen recht zu machen, und damit kläglich scheitert. Genauso fühle sie sich heute auch. Wir entwickeln mit Techniken aus der Schematherapie Erste-Hilfe-Maßnahmen für die aktualisierte Kleine, vor allem die Validierung ihrer Gefühle, und da nach „Zweite-Hilfe-Maßnahmen“, d.h. wie kann sie aus heutiger Sicht ihre verletzten Gefühle dem Partner vermitteln, ohne dass sie ins Streiten kommt. Sie kann nun erkennen und verstehen, dass sie sich mit Streiten vor dem erneut erlebten Verletztsein schützt, dass „die Kleine“ mit ihren Bedürfnissen versorgt gehört, aber nicht von ihrem Mann, sondern von ihr. Und dass – Differenzierungslernen – sie heute Verletzungen viel besser aushalten kann, weil sie ja inzwischen erwachsen und in vielerlei Hinsicht souverän ist.

BEISPIEL

Dies ist auch ein schönes Beispiel für die Verschränkung von körperorientierter Verhaltenstherapie und Schematherapie: Aus meiner Sicht ergänzen sich die beiden Verfahren optimal.

3.11 „Von außen nach innen“: Embodiment

Wenn die Richtung bei der bisher geschilderten therapeutischen Arbeit eher von „innen nach außen“ geht, z. B. mit begleitenden Fragen bei bestimmten Körpertechniken oder dem tiefen Atmen, geht dieser Weg auch anders herum und eher zukunftsorientiert. Die Autorengruppe um Maja Storch (2006) prägte dafür den Ausdruck „Embodiment“: Dafür arbeitet man mit einer Zielprojektion, am besten mit einem klaren Satz, der ein angestrebtes Ziel am ehesten verdeutlicht oder auch komprimiert zusammenfasst. Und dann wird der Patient gebeten, sich so hinzustellen, dass dieser Satz mit allen Körperteilen optimal gespürt und vermittelt wird. Ein Beispiel soll das verdeutlichen: Wenn sich jemand im Team nicht bemerkbar machen kann und oft übergangen wird, wäre eine solche Zielprojektion der Satz: „Meine Meinung ist wichtig“. Mit diesem – wiederholt ausgesprochenen – Satz stellt sich der Patient hin und spürt von den Füßen aufwärts durch den gesamten Körper, wie er stehen, sich halten oder atmen muss, um diesen Satz glaubwürdig „rüberzubringen“, etwa indem er guten Bodenkontakt hat, sich innerlich aufrichtet und strafft (affektmotorisches Schema der Abgrenzung!), den Kopf aufrichtet, die Schultern nach außen und dann nach unten fallen lässt. Mit dieser Haltung fällt Selbstsicherheit leichter. Es gibt dazu auch interessante Experimente, das berühmteste ist wohl das Bleistift-Experiment: Wenn man depressiven Patienten einen Bleistift mit dem Mund halten lässt, erleben diejenigen, die ihn quer mit den Lippen halten, einen deutlicheren Stimmungsaufschwung als die Gruppe, die ihn mit gerundetem Mund an einem Ende halten. Hier bleibt abzuwarten, was die zukünftige Forschung erbringt. Auch hierzu wieder ein Fallbeispiel aus meiner Praxis:

BEISPIEL

Die Patientin, ca. 55 Jahre alt, ist in ihrer neuen Beziehung verunsichert, weil sie fürchtet, für ihren Freund nicht attraktiv genug zu sein, und weil andere Frauen ihn wohl auch gern hätten. Wir erarbeiten die Zielprojektion: „Ich fühle mich mit ihm locker, leicht und glücklich“ und probieren im Stehen den gesamten Körper durch, wie er sich wohl anfühlen würde, wenn dieses Ziel erreicht sei. Zum Schluss wird sie gebeten, sich dieses Gefühl gut zu merken und es mit einer bestimmten Körperwahrnehmung zu verbinden. Sie benennt ein warmes und leichtes Gefühl im Brustraum. Weiter erhält sie die Instruktion, bei aufkommenden Ängsten oder Zweifeln sich dieses Gefühl zu vergegenwärtigen (somatischer Marker!) und aus diesem Zustand heraus zu agieren.

4 Interventionen

4.1 Tiefe Atmung – Schwerpunkt Bindungsschema

4.1.1 Ohne Berührung

Der Königsweg bzw. ein guter Zugang zur Körperabwehr ist ja – wie oben beschrieben – die tiefe und fließende Atmung, vor allem, wenn Gefühle wahrgenommen und moderiert werden sollen. Die folgenden Übungen sind dazu angetan, zunächst einmal ein gutes Gefühl für das tiefe Atmen (Abb. 1) zu bekommen und in der Folge ein Gespür für Blockierungen, Vermeidung und Konditionierungsprozesse zu entwickeln. Tiefes Atmen geht am besten im Liegen, am zweitbesten im Stehen und am ungünstigsten im Sitzen (hier klemmen wir unser Zwerchfell ab und blockieren uns im Atmen durch die schiere Sitzhaltung). Am besten wäre es deshalb, eine Matratze (Maße 1 × 2 m, 10 cm hoch, größte Schaumstoffdichte) auf dem Boden auszubreiten und die Patientin zu bitten, sich auf dem Rücken dort hinzulegen.

Tiefes Atmen: Die Patientin liegt auf dem Rücken. Die Beine sind aufgestellt in der Position, die am wenigsten Haltearbeit erfordert (Patientin ausprobieren lassen): Die Knie berühren sich nicht, die Füße stehen parallel und so weit auseinander, wie die Hüftknochen oder die Schultern sind, so dass eine gerade Linie auf beiden Seiten des Körpers von oben nach unten verläuft. In der Regel sollte es keine Unterstützung für den Nacken geben, es sei denn, der Patient kann nicht schmerzfrei ohne eine solche Stütze liegen. Die Augen können geschlossen sein oder offen, wenn offen, dann möglichst einen festen Punkt fixieren lassen, damit die Augen keine Scanner-Arbeit leisten müssen.

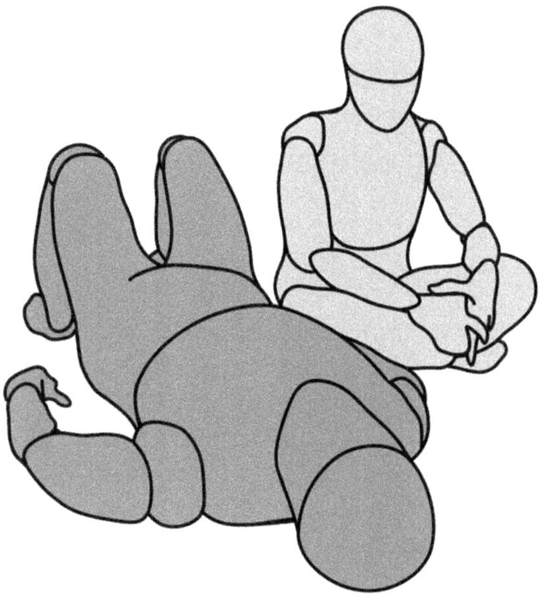

Abbildung 1: Basisposition tiefes Atmen im Liegen

Die therapeutische Grundhaltung ist eine gewährende, Erlaubnis gebende, einladende, ermutigende, aber niemals drängende oder antreibende. Der Therapeut setzt sich in Hüfthöhe neben seinen Patienten, mit Blickrichtung zum Kopf des Patienten. Vorher wird gefragt, ob der Abstand o. k. ist: Je nach Problematik fühlt sich ein Patient sehr schnell bedrängt oder hat noch kein Gefühl für einen guten Abstand, oder er fühlt sich verloren, allein gelassen „im Orbit“, wenn die Therapeutin zu weit weg ist. Also wird der für die aktuelle Situation optimale Abstand verhandelt. Und ehe die Atemempfehlungen ausgesprochen werden, sollten zuvor mögliche Nebenwirkungen erklärt und angekündigt werden:

Gähnen: hier schlicht Erlaubnis geben. Gähnen hat mit dem veränderten Sauerstoffgehalt bei tiefer Atmung zu tun, es entspannt auch.

Darmgeräusche: ebenfalls ein Zeichen von Entspannung, aber auch hier ist die Erlaubnis sehr wichtig, damit der Patient nicht mit Scham und Peinlichkeit kämpfen muss. Auf einer anderen Ebene sind Darmgeräusche sogar erwünscht, denn sie sind (neben dem Zusammenhang zur Parasympathikus-Aktivität und Entspannung) ein Zeichen für Verarbeitung, auch im übertragenen Sinne (siehe Enders, 2017). Unser Bauch kann neben dem Hirn als weitere Verarbeitungsmöglichkeit von Wahrnehmungen und Gefühlen gesehen werden. „Bauchentscheidung" oder „Kopf und Bauch" sind umgangssprachlich gängige und mittlerweile von der Wissenschaft auch immer mehr ernst genommene Umschreibungen dafür (vgl. auch Storch 2016).

Schwindel: solange er leicht ist, zulassen, wenn er stärker oder ängstigend wird und sich als Zeichen von Hyperventilation lesen lässt, die Pausenatmung (s. u.) aktivieren. Zum Aufstehen nach dem tiefen Atmen die Patientin bitten, langsam, stufenweise und über die Seite hochzukommen, um orthostatischem Schwindel vorzubeugen.

Vibrationen: Unterschiedlich schnell kann es in verschiedenen Körperbereichen bei der tiefen Atmung zu sogenannten Vibrationen kommen (z. B. Oberschenkel, Bauch, Brust), ein vielen vertrautes Vibrieren kennen wir, wenn beim Weinen das Kinn „flattert". Es handelt sich, kurz gefasst, um Ambivalenzen oder auch um Anzeichen für Musterauflösungen und Neuorientierungen; in diesem Sinne sind sie ebenfalls erwünscht, können aber Angst machen (z. B. die Kontrolle zu verlieren). Sollte das der Fall sein, reichen großflächige Bewegungen aus, um die Vibrationen wieder aufzulösen (z. B. die aufgestellten Beine mehrmals von links nach rechts schwenken). Gleichzeitig könnte man dem Patienten aber auch Mut machen, sich auf neue Erfahrungen einzulassen, er hat schließlich jederzeit die Kontrolle. Spannend in dem Zusammenhang sind die Traumatherapie-Ansätze nach Levine 2011, die das Vibrieren bzw. Zittern sogar als Heilungsprozess nach belastenden Erfahrungen verstehen und nutzen, ähnlich wie sich Tiere kräftig schütteln, nachdem sie eine Gefahrensituation überstanden haben.

Nachdem unser Patient jetzt über mögliche Nebenwirkungen instruiert ist, werden ihm die Empfehlungen fürs tiefe Atmen erläutert (nicht: „soll", „muss", sondern: „Vielleicht können Sie sich erlauben, ..." oder „Probieren Sie es mal auf folgende Weise"):

- Durch die Nase einatmen, durch den offenen Mund wieder aus, dabei einen stimmlichen Ton kommen lassen (wie Seufzen, nicht wie Pusten!).
- Einatmen als Empfehlung in der Reihenfolge Brust, Flanken, Bauch, Ausatmen ist beliebig.

10 tiefe Atemzüge auf diese Weise, die Therapeutin begleitet den Prozess entweder still, beobachtend und „containing" oder aktiv kommentierend, verstärkend, validierend, je nach Problematik und Bedürfnislage der Patientin (ähnlich wie mit der Sitzposition des Therapeuten): Manche Patienten können gut nach innen spüren und brauchen wenig hörbare Begleitung, werden möglicherweise davon sogar abgelenkt, andere fühlen sich schnell verloren, bewertet und begutachtet, wenn sie nichts von der Therapeutin hören.

Nach den ca. 10 Atemzügen, die der Therapeut im Stillen mitzählt, erfolgt eine Pause, in der erste Erfahrungen auf beiden Seiten mitgeteilt und ausgetauscht werden können: die Patientin von ihrem inneren Prozess, die Therapeutin von ihren Beobachtungen. Der Patient kann dabei liegenbleiben, darf sich aber auch aufstützen oder hinsetzen, so dass beide auf Augenhöhe kommunizieren können. – Danach erfolgen noch einmal 10 tiefe Atemzüge, wiederum mit gegenseitiger Rückmeldung zum Abschluss.

Ziel der tiefen Atmung ist nicht die Entspannung, selbst wenn diese beiläufig auch passieren kann, sondern die Erforschung des inneren

Prozesses, wenn tiefe und fließende Atmung erlaubt ist und zugelassen wird.

Vielleicht ist nun ein Thema, eine Beobachtung, ein Gefühl, ein inneres Bild oder eine Erinnerung aufgetaucht, mit der man weiterarbeiten kann, z. B. durch Erforschen der Körperabwehr oder des Körpergedächtnisses.

Oder man beendet die tiefe Atmung an dieser Stelle und geht zum „business as usual" über, nun mit mehr Achtsamkeit und Körperorientierung, u. U. auch Entspanntheit und Distanziertheit vom Alltagsgeschehen. Sollte der Patient zu schnell wieder einatmen und sich damit einer Hyperventilation nähern (die in diesem Zusammenhang nicht erwünscht ist), bietet sich die Pausenatmung an:

Pausenatmung: Nach dem Ausatmen eine Pause einlegen und auf den Reflex zum Wiedereinatmen warten: wenn dieser kommt, ihn nutzen und sich „auf ihn drauf setzen", ihn zum Einatmen nutzen. Dies mehrere Male hintereinander: damit kommt Ruhe in den Atemfluss.

Es soll an dieser Stelle davor gewarnt werden, diese tiefe Atmung den Patienten als Hausaufgabe mit auf den Weg zu geben: Es können und sollen ja auch durchaus heftige Gefühle, bisher vermiedene Wahrnehmungen oder Erinnerungen auftauchen, und dann wäre die Patientin damit allein gelassen.

4.1.2 Griffe zur Unterstützung der tiefen Atmung

Die nächste Möglichkeit, wenn die Frage der Berührung (siehe Kapitel 3.5.1) geklärt ist: Der Patient berichtet von Schwierigkeiten, den einen oder anderen Resonanzraum mit Luft zu füllen, oder dem Therapeuten ist aufgefallen, dass z. B. die Brust sich beim Einatmen überhaupt nicht hebt. Dann würde sich indikativ einer der folgenden Handgriffe zur Unterstützung der Atmung anbieten.

Brustatmung: Die Hand der Therapeutin legt sich diagonal auf das Brustbein und verbleibt dort, beim Einatmen wird bei aufliegender Hand der Druck minimiert, beim Ausatmen drückt die Therapeutin die Luft sozusagen mit heraus, hilft also beim Ausatmen, als würde man einen Blasebalg ausdrücken. Gute Kommunikation mit der Patientin ist wichtig: Ist der Druck o.k., zu stark, zu schwach? 3–4 solcher Atemzüge, danach mit Ankündigung die Hand wegnehmen und die Patientin den Unterschied nachspüren lassen. Möglicherweise das Ganze 2–3-mal wiederholen. Und diesen Griff kann man auch oppositionell machen, d.h. beim Einatmen Druck geben, beim Ausatmen nachgeben.

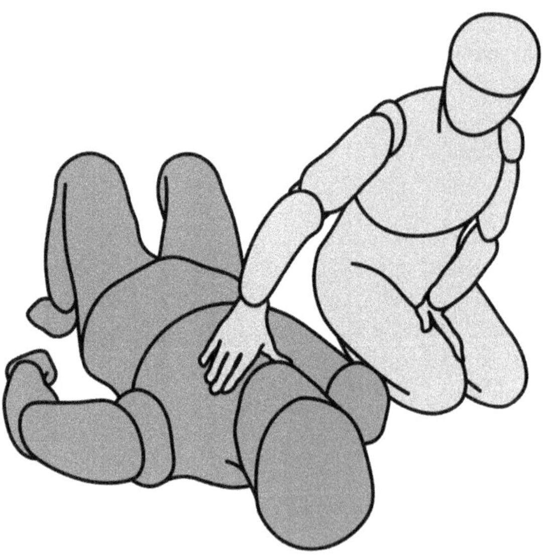

Abbildung 2: Handgriff zur Unterstützung der Atmung: Brust

Die folgenden Griffe a)–c) (Abb. 3–4) können ebenfalls in beide Richtungen durchgeführt werden, sowohl unterstützend (mit der Atmung mitgehen) als auch oppositionell (gegen den Atemrhythmus):

a) Der Therapeut wandert in die Position am Kopfende der Matratze, so dass der Patient jetzt mit seinem Kopf direkt vor ihm liegt. Er lässt sich vom Patienten den Sitz der Schlüsselbeine zeigen: Unterhalb der Schlüsselbeine in Richtung Schultern, finden sich zwei Mulden oder „Kuhlen“, in diese legt der Therapeut die herabgeklappten oberen zwei Gelenkabschnitte seiner Finger mit den Fingerrücken zum Patienten. Bei der unterstützenden Variante schiebt der Therapeut jetzt beim Ausatmen die eingeklappten Finger in den Mulden Richtung Füße des Patienten, beim Einatmen gibt er wieder nach. Wieder 3–4-mal, danach wieder 2–3 tiefe Atemzüge, um den Unterschied spüren zu können.

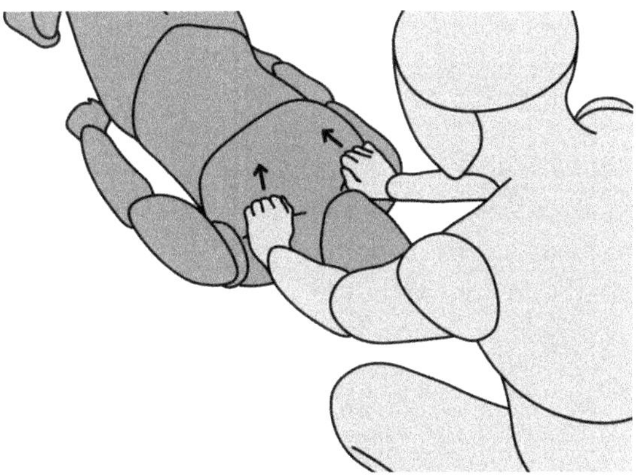

Abbildung 3: Handgriff zur Unterstützung der Atmung: unterhalb der Schlüsselbeine

b) Die Therapeutin sitzt neben ihrem Patienten, umfasst mit beiden Händen die Flanken des Patienten (Rippen in Höhe der Taille): beim Ausatmen sanft (immer in Rückkoppelung mit dem Patienten!) zusammendrücken, beim Einatmen Raum geben bzw. vice versa bei der oppositionellen Variante. Wieder 3–4-mal mit anschließendem Nachspüren.

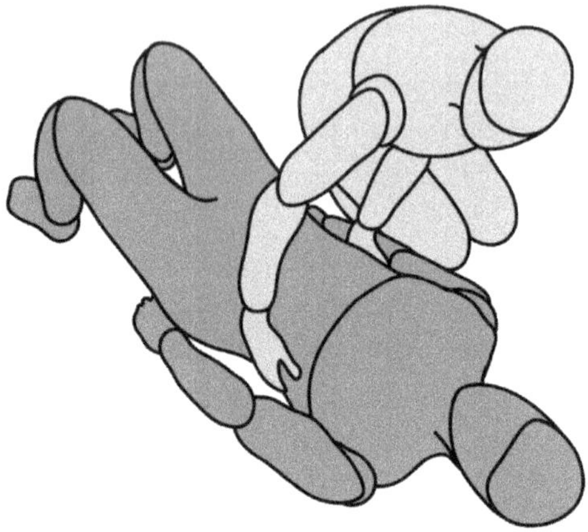

Abbildung 4: Handgriff zur Unterstützung der Atmung: Flanken

c) Bauchatmung: Der Therapeut sitzt neben seiner Patientin, legt die flache Hand auf den Bauch, unterstützend oder oppositionell. Hier gilt: alles mit halber Kraft, weil – anders als bei der Brust – nur Weichteile Widerstand leisten könnten und der Patientin übel werden könnte.

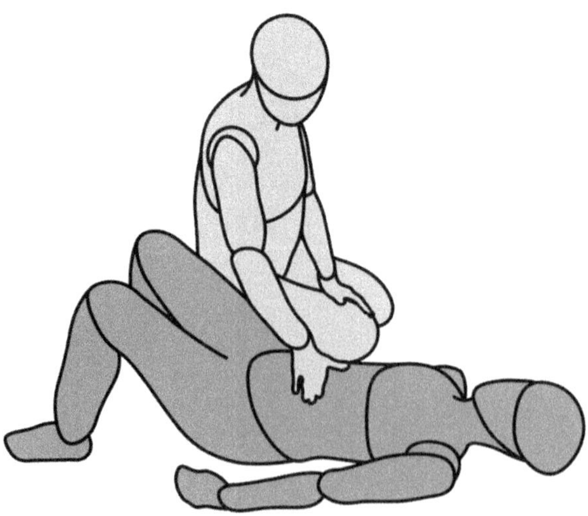

Abbildung 5: Handgriff zur Unterstützung der Atmung: Bauch

Alle diese Griffe werden nicht auf einmal „ausprobiert", sondern möglichst indikativ oder explorierend angeboten. Indikativ bedeutet, dass z. B. der Patient signalisiert, dass er so gar kein Gefühl dafür habe, wie die Atmung mit den Flanken funktionieren könnte, woraufhin die Therapeutin Unterstützung bzw. Rückmeldung anbieten kann. Oder dass dem Therapeuten etwas aufgefallen ist, er dies rückmeldet und einen Griff anbietet.

Diese Griffe sind auch dazu angetan, das Körpergedächtnis zu triggern, z. B. wird die Unterstützung der Flankenatmung häufig als beschützend beschrieben, es vermittele ein Gefühl von Geborgenheit. Der Körper erinnert sich hier, dass Babys, wenn sie aufgenommen werden, oft unter den Achseln und (bei diesen kleinen Körpern) damit auch an den Flanken hochgehoben werden. Oder manche Patienten erleben die oppositionelle Methode bei der Brustatmung als ausgesprochen angenehm und aktivierend im Sinne des Erlebens guter Grenzen, in die man sich hineinentwickeln kann. Aber auch schmerzliche oder traurige Körpererinnerungen können dabei wiedererinnert werden, innere Bilder steigen auf (z. B. „man nimmt mir die Luft zum Atmen").

Insgesamt kann man sagen, dass alle diese Interventionen schwerpunktmäßig dem Schema der Bindung zuzuordnen sind: Der Patient liegt im günstigsten Fall auf der Matratze, ist also schon „klein" und „abhängig", Erinnerungen, innere Bilder an frühere, ähnliche Konstellationen sind erwünscht und gewollt (siehe Affektbrücke in der Schematherapie), die Einbeziehung der körperlichen Ebene des Erlebens kann Erinnerungen triggern oder erleichtern im Sinne des zustandsabhängigen Lernens. Aber es gibt Ausnahmen, je nach Thematik können auch Problembereiche aus dem Schema der Abgrenzung auftauchen.

4.2 Tiefe Atmung – Schwerpunkt Autonomie und Abgrenzung

Die folgenden Übungen dienen schwerpunktmäßig der Aktivierung des affektmotorischen Schemas der Abgrenzung. Tiefe Atmung und stimmliche Ausatmung sind hier ebenfalls wichtig und sollten von der Therapeutin immer wieder in Erinnerung gebracht werden.

Die Wegschiebe-Übung: Patientin und Therapeutin stehen sich gegenüber, am besten barfuß, auf jeden Fall ohne Absätze (!), ein Fuß zeigt gerade nach vorne, der andere ist hinten quergestellt, sozusagen als Bremse. Beide schauen sich an, die Hände berühren sich an den Handflächen, die Arme sind leicht angewinkelt (d.h. die Ellbogen sind weder durchgedrückt noch gänzlich eingeklappt), und auf ein Startsignal beginnt die Patientin, die Therapeutin wegzuschieben. Vorher wird wiederum erklärt, dass eine Ausatmung mit Ton sehr wichtig ist (möglicherweise macht die Therapeutin das auch vor, um Schamgrenzen abzubauen), damit die Kraft nicht durch Anhalten des Atems im Kopf gestaut wird. Die Therapeutin lässt sich wegschieben, macht es der Patientin aber so schwer wie möglich (gute Passung!), damit die Patientin sich anstrengen muss und damit genau die Muskeln und Nervenverbindungen des Abgrenzungsschemas aktiviert werden. Der Patientin wird vorher gesagt, dass sie gewinnen wird, aber nicht ohne Gegendruck. Diesen Vorgang 3–4-mal wiederholen. Sollten die Kräfteverhältnisse eher asymmetrisch sein (großer kräftiger Patient, zierliche Therapeutin), kann zur Not auch dieselbe Haltung mit der Zimmerwand vorgenommen werden. Zwar bleibt das Erfolgserlebnis aus, die Aktivierung der entscheidenden Schemabereiche ist aber identisch.

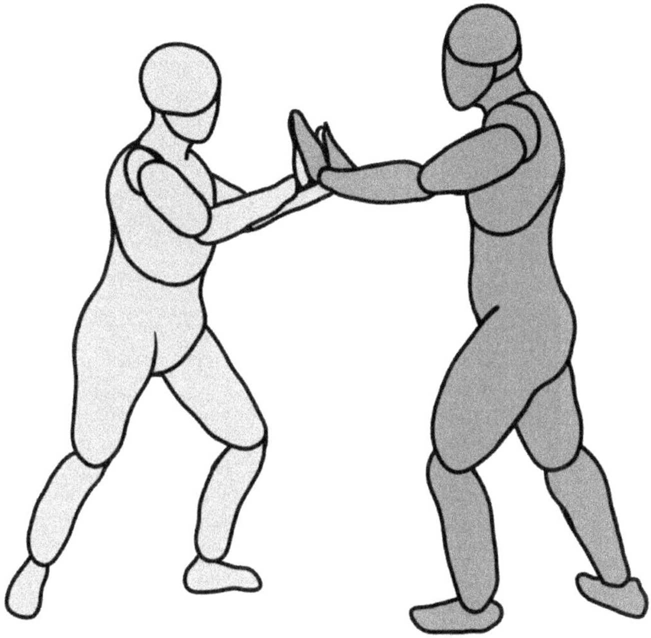

Abbildung 6: Wegschiebe-Übung

Diese Übung ist vor allem hilfreich im Zusammenhang mit Selbstsicherheitsthemen.

Guter Stand: Die Beine des Patienten stehen parallel und etwa hüft- bzw. schulterbreit auseinander, ebenfalls am besten barfuß. Die Knie sind leicht eingedrückt und könnten federn, die Hüfte kann durch Probieren in die Extreme sowohl ins Hohlkreuz als auch in die Krümmung nach vorne („wie eine Schnecke“) ihren mittleren Punkt finden. Die Arme hängen neben dem Körper, die Schultern sind unten, der Kopf ist aufrecht, und hier hilft die Vorstellung, ein unsichtbarer Faden verbinde den oberen Kopf (am Scheitel, wo „früher“ die Fontanelle war) mit der Decke des Zimmers. Tief atmen lassen mit Ton (bei so vielen Anweisungen oder Empfehlungen hält der Patient oft spontan die Luft an, um sich besser konzentrieren zu können).

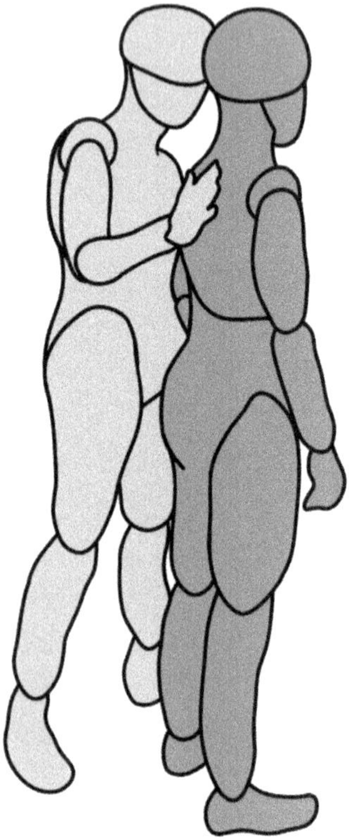

Diese Übung könnte man als Basisübung für das affektmotorische Schema der Abgrenzung und Autonomie bezeichnen: Wann immer diese Themen im Raum sind, z.B. bei mangelnder Selbstsicherheit oder unklaren Beziehungen, lohnt es sich, hiermit mehr Klarheit und Standfestigkeit im Wortsinne zu erlangen.

Variation: Die Therapeutin steht seitlich daneben und hält eine Hand stützend zwischen den Schulterblättern des Patienten.

Abbildung 7: Stabilisierung, guter Stand

In diesem Fall werden die Unterstützung und die Ermunterung zur Abgrenzung idealtypisch symbolisiert.

Variation: Die Patientin stellt sich vor, der Faden an der Decke würde beginnen, kleine Kreise zu ziehen (klein anfangen!), so dass der „Restkörper" mitschwingen muss, dabei aber eine gute Stabilität zeigt und bewahrt. Die Kreise können die Richtung wechseln, größer werden oder sich in waagerechte oder senkrechte Ellipsen verwandeln.

Mit dieser – fortgeschrittenen – Übung macht der Patient die Erfahrung, dass bei einem guten Stand durchaus Beweglichkeit, Variabilität und Aktivität gegeben sein können.

Sensibilisierung für die Füße und den Gang: Der Patient geht langsam und die Füße bedachtsam abrollend durch den Raum, am besten barfuß. Er wird gebeten, zu den Füßen hin zu spüren, vor allem zu den Fußsohlen, und zu registrieren, welche Teile Kontakt zum Fußboden haben. Möglicherweise geht die Therapeutin mit, um auch hier wiederum den Vorführeffekt zu umgehen und dem Patienten Mut zu machen.

Danach wird er gebeten, sind hinzulegen, die Beine auszustrecken und die Füße in folgendem Rhythmus zu bewegen: mit einem Bein beginnend, beim Einatmen die Zehen zum Schienbein ziehen, beim Ausatmen loslassen, danach einmal ein- und ausatmen ohne Bewegung, nur nachspüren. Danach wieder mit Bewegung, insgesamt 10-mal, danach in derselben Art 10-mal das Sprunggelenk 2 cm hochheben (wieder mit einmal ein- und ausatmen zwischen den Bewegungen) und danach gleichfalls das Knie 2–3 cm hochheben; dasselbe dann mit dem anderen Bein. Danach sehr langsam über die Seite aufrichten, zum Stehen kommen und wieder nachspüren, wie sich die Füße und Beine denn jetzt anfühlen. In der Regel sind sie sehr viel schwerer auf eine angenehme Art, der Stand wird sicherer, die Bewegungen eindeutiger, die Fußsohlen spüren mehr.

Diese Übung dient der besseren Wahrnehmung des Stehens und Gehens und damit allen Thematiken des Abgrenzens und der Autonomie; allerdings nimmt sie viel Zeit in Anspruch.

Fuß-, Bein- und Rückenmassage: Die Patientin steht barfuß in der Grundposition, der Therapeut hockt sich zu ihren Füßen und massiert mit dem zweiten Gelenk des abgeknickten Zeigefingers vom Fußrücken abwärts zwischen die jeweiligen Zehen-„täler“, jedes Tal ca. 3–4-mal. Hier halten Patienten oft gerne die Luft an, um zu sehen, was da unten passiert, deswegen immer wieder anregen, den Atem weiter gut fließen zu lassen. Beide

Füße auf diese Art behandeln, danach geht der Therapeut um die Füße herum und fährt mit den im zweiten Gelenk abgeknickten Zeige- und Mittelfingern von der mittleren Wade abwärts zur Achillessehne, und zwar so, dass die Sehne zwischen die Finger gelangt. Auch 3–4-mal wiederholen. Es kann manchmal schmerzhaft erlebt werden, wenn lerngeschichtlich die Achillessehne sich verkürzen musste.

Danach geht die Patientin in Vorbeuge und lässt die Arme baumeln (kein Leistungsprinzip: Es geht nicht darum, so weit wie möglich „runter" zu kommen!), die Knie dürfen auch leicht eingeknickt sein. Die Therapeutin stellt sich neben die gebeugte Wirbelsäule, ertastet mit einer Hand die jeweiligen Wirbel, mit der anderen und einem abgeknickten Zeigefinger massiert sie die Muskelverbindung ca. 2 cm neben der Wirbelsäule, erst auf der einen, dann auf der anderen Seite, bis zur Taille. Die Hand auf den jeweiligen Wirbeln ist wichtig, damit nicht auf der Wirbelsäule selbst massiert wird und damit die Patientin eine leichte Stabilisierung erfährt. Und die Patientin sollte sich wieder, neben der tiefen und fließenden Atmung, einen Ton erlauben bzw. damit experimentieren.

Am Ende dieser Übungseinheit setzt sich die Patientin auf den Boden in einer für sie bequemen Haltung, die Therapeutin setzt sich hinter sie, knickt jetzt alle vier Finger im zweiten Gelenk ab und nutzt diese als Massageinstrument, um die zuvor einzeln bearbeiteten Muskelgruppen zusammenzuführen, indem sie von der Halswirbelsäule an wieder ca. 2 cm neben den Wirbeln mit den Fingergelenken bis zur Taille herunterfährt, gleichzeitig auf beiden Seiten, 3–4-mal.

Bei dieser Übung werden die dem affektmotorischen Schema der Autonomie und der Abgrenzung zugeordneten Muskel- und Nervengruppen direkt aktiviert, so dass hier tiefes Atmen besonders wichtig ist, um ein ganzheitliche Erleben zu ermöglichen (vgl. die Körperhaltung des Säuglings beim nonverbalen „nein" oder der Abgrenzung, s. o.). Allerdings ist die Berührung der nackten Füße nicht jedermanns Sache, auf beiden Seiten der therapeutischen Interaktion: Man braucht schon eine belastbare und unverfängliche therapeutische Beziehung, manchmal hilft hier auch eher ein Gruppensetting.

Nähe-Distanz-Übung: Diese Übung ist sehr geläufig, trotzdem soll sie hier noch einmal geschildert werden. Sie gliedert sich in drei Abschnitte: Patient und Therapeutin stehen ca. 1,5–2 Meter auseinander, zunächst geht der Patient langsam auf die Therapeutin zu, diese bestimmt, wann er stehen bleiben soll, welcher Abstand für sie der angemessene ist. Danach werden die Rollen getauscht, die Therapeutin geht auf den Patienten zu, sehr langsam, und nun bestimmt der Patient, welcher Abstand für ihn der angenehmste ist. Sollte die Therapeutin schon vorher stehenbleiben wollen, sollte sie dies tun und damit noch einmal ihren optimalen Abstand verdeutlichen. In der dritten Phase gehen beide langsam gleichzeitig aufeinander zu und erproben den gemeinsamen guten Abstand.

Hilfreich ist diese Übung auch für eine Verhaltensanalyse live. Bei Patienten mit wenig Gespür für die eigene gute Grenze (z. B. bei traumatisierten Patienten) kann die Therapeutin in Zeitlupe mit Vorankündigung diese Grenze langsam überschreiten und den Patienten bitten, genau zu registrieren, was auf den Ebenen von R passiert: Was denke ich, was fühle ich, wie geht es mir körperlich und welche Handlungsimpulse habe ich? Wie so oft ist hier besonders wichtig, auf eine tiefe, fließende Atmung zu achten. Damit kann eine Sensibilisierung für einen guten und stimmigen körperlichen Abstand trainiert werden.

Abgrenzung mit Nachdruck: Der Patient symbolisiert auf dem Boden, am besten mit einem Seil oder einem Schal, eine Grenze, den privaten „Gartenzaun“, der nicht überschritten werden darf. Der Therapeut geht aus ca. 3–4 Metern Entfernung forsch auf ihn zu, und ehe er den Gartenzaun überschreiten kann, bekommt der Patient die Aufgabe, einen Schritt nach vorne zu machen, die Hand auf Höhe des Gesichts des anderen zu heben und laut und deutlich „Stopp“ zu sagen. Möglicherweise ist es günstig, wenn der Therapeut diese Intervention zuvor als Modell vormacht.

Hilfreich ist diese Übung für Patienten, die aufgrund ihrer Lerngeschichte schon körperlich signalisieren, dass sie sich nicht gut abgrenzen geschweige denn wehren könnten (z. B. früh traumatisierte Patienten, die schnell wieder Opfer von übergriffigem Verhalten werden können).

Bodenkontakt: Die Patientin steht oder sitzt und stellt ihr Füße abwechselnd mit der ganzen Sohle auf den Boden, im immer gleichen Rhythmus. Auch hier kann es hilfreich sein, wenn die Therapeutin es vormacht, zunächst mitmacht und sich allmählich ausschleicht.

Diese Intervention bietet sich an, wenn Patienten sehr hektisch sind, ideenflüchtig, „vom Hölzchen aufs Stöckchen kommen“, sich nicht gut zentrieren können. Sie können dabei weiter berichten, sich mitteilen oder auch nach innen spüren.

4.3 Interventionen zur Modulation von Gefühlen

Einführend sei noch einmal darauf hingewiesen, dass die körperorientierte Arbeit eher dem Grawes Wirkfaktor der Erlebnisaktivierung bzw. Problemaktualisierung zuzuordnen ist und damit Gefühlswahrnehmung eher intensiviert oder manchmal überhaupt erst ermöglicht. Es gibt aber auch einige wenige Übungen zur Kontrolle oder Minimierung von intensiver Gefühlswahrnehmung und

-ausdruck. Im Folgenden werden die wichtigsten Gefühle aufgezählt und im Einzelnen die entsprechenden Möglichkeiten aufgeführt. Das Erleben und Ausdrücken der Gefühle ist kein Wert an sich; die folgenden Übungen gehören gut kognitiv eingebettet und die lerngeschichtliche Bedeutung erinnerter Gefühle und Situationen herausgearbeitet.

4.3.1 Ärger und Wut

Bei allen Interventionen zur Wut gilt: Augen auf, keine „blinde Wut" zulassen. Eine gute Basisübung, um überhaupt Zugang zu den eigenen Ärgergefühlen zu bekommen, sieht so aus:

Basisübung: Die Patientin stellt sich „in den guten Stand" (s. o.: Füße parallel, Knie leicht gebeugt, der Rest aufrecht), ballt die Hände zu Fäusten, hebt sie leicht an und lässt sie dann mit Schwung nach unten sausen, atmet dabei aus und lässt einen Ton kommen, der ruhig laut sein darf. Beim nächsten Mal weiter ausholen, weiter in die Knie gehen, danach noch weiter, bis eine sogenannte Holzfällerhaltung erreicht wird. Eine ärgerliche Situation kann dabei imaginiert werden, muss aber nicht. Sehr hilfreich ist es aber, wenn die Therapeutin am Anfang mitmacht, vielleicht sogar ein wenig lauter und heftiger als die Patientin, sich jedoch, wenn die Patientin ein eigenes Tempo und einen eigenen Stil gefunden hat, wieder zurücknimmt, immer leiser und kleiner in den Bewegungen wird, bis sie am Ende die Patientin nur noch coacht, also verstärkt, ermuntert, validiert, unterstützt. Wichtig ist hierbei, mit kleinen Bewegungen anzufangen, die sich dann steigern können und dürfen.

Dieses Vorgehen ist gut geeignet für Patienten, die lerngeschichtlich wenig Erfahrung mit dem Erleben und Ausdrücken von Ärger und Wut haben, um im geschützten Rahmen erstmals Erlaubnis für das Wahrnehmen und Zeigen zu bekommen. Wichtig ist das Vor- und

Mitmachen des Therapeuten, um Anfangshemmungen und Schamgefühle des Vorgeführtwerdens zu verhindern. Diese Basisübung kann nun verschiedene Variationen durchlaufen:

Mit einem „Instrument" auf ein Hindernis schlagen: Entweder mit einem Bataka (ein mit Schaumstoff ummantelter Gummiknüppel, im Fachhandel erhältlich) auf einen stabilen Stuhl oder einen „Aggressionswürfel" (60 cm Seitenlänge, größte Schaumstoffdichte, aus dem Schaumstoffladen) schlagen. Alternativ könnten auch ausgediente Tennisschläger und ein stabiler Sessel, oder im Knien ein Kissenberg und ein gedrehtes Handtuch diesen Zweck erfüllen. Dabei wiederum auf die Ausatmung mit Ton achten, möglicherweise den Patienten bitten, klein anzufangen und sich dann allmählich zu steigern.

Diese Übung bietet zwar eine gute Gelegenheit für den Patienten, den eigenen Ärger zu spüren und auch Erlaubnis für diesen Ärger zu bekommen. Damit aber die sozial verträgliche Variante von vornherein mit ins Spiel kommt, empfiehlt es sich, noch einen zweiten Stuhl oder einen weiteren Würfel hinter dem Ziel des Schlagens aufzustellen, so dass die Instruktion lauten könnte: „Zeigen Sie dem […] mal, wozu Sie in der Lage sind" (anstatt ihn direkt in der Vorstellung zu verprügeln).

Es kann passieren, dass bei dieser Übung nicht nur Wut, sondern auch Trauer getriggert wird, und dass beide Gefühle intermittierend erlebt werden. Hier nicht erschrecken, sondern validieren und unterstützen, je nach Problematik gehören diese Gefühle gleichwertig integriert.

Analog zur Entwicklung des Säuglings und Kleinkinds können auch noch weitere Ärger- und Wutgefühle körperpsychotherapeutisch ausgedrückt werden: Dazu gehört z. B. die Wut des Säuglings, die manchmal bereits durch die Basisübungen des tiefen Atmens im Liegen ausgelöst werden kann.

Wut im Liegen: Der Patient liegt auf der Matratze. Mit tiefer Atmung und dem Hinspüren auf innere Prozesse und Erinnerungen tauchen u.a. auch Ärgergefühle auf: Diese zeigen sich in der Regel durch Schlagen mit den Fäusten auf die Unterlage, synchron oder alternierend dazu treten die Beine und Füße gleichzeitig wie ein ärgerlich strampelnder Säugling.

Eine Alternative ist die sogenannte „Beckenwut", eine frühe Form des Ärgerausdrucks: Die Patientin liegt auf der Matratze, hebt mit Einatmen das Becken, so hoch es geht, und lässt es mit einem Ton beim Ausatmen wieder heruntersausen, manchmal hilft die Vorstellung, man wolle etwas, das unter dem Becken liegt, zermalmen.

Diese Übung ist vor allem für Patienten hilfreich, die sich zu einem früheren Zeitpunkt und vielleicht fortdauernd bis heute genau in dieser Beckengegend hilflos und ausgeliefert gefühlt oder erlebt haben. Hiermit können ebenfalls Gegenkonditionierungsprozesse angestoßen werden. Für diese beiden Übungen ist die Matratze allerdings Voraussetzung.

Sollte es überhaupt schwierig sein, einen Zugang zu den eigenen aggressiven Gefühlen zu bekommen, ist folgende Intervention eine gute Möglichkeit, klein anzufangen:

Entweder im Sitzen oder auch im Stehen oder Liegen, je nach Situation, den Patienten bitten, „Ärger in die Augen kommen zu lassen". Dabei wiederum verstärkt auf die Atmung achten: dass weiterhin tief und am besten mit Ton beim Ausatmen geatmet wird. Möglicherweise könnte auch hier die Therapeutin zunächst mitmachen und sich dann ausschleichen, um den Patienten nicht in eine Vorführsituation zu bringen.

Als letzte Übung zu dem Thema „aggressive Gefühle wahrnehmen und ausdrücken“ soll eine gar nicht so seltene Ausdrucksform genannt werden: das Beißen. Bei kleinen Kindern ist es noch häufig, aber auch Erwachsene äußern manchmal auf diese Art ihren Ärger. Die Übung dazu:

Der Patient liegt (es handelt sich um eine frühe Form des Ärgers), der Therapeut bringt ein sauberes Handtuch und bittet ihn, mit allen Zähnen (auch den Backenzähnen, ganz wichtig!) hineinzubeißen. Der Therapeut „zuppelt“ dann an dem Handtuch herum, als wolle er es wegnehmen; der Patient wird gebeten, das Handtuch mit den Zähnen zu halten, dabei wieder beim Ausatmen Töne kommen lassen; letztlich ist das eine – fast schon spielerische – Form der Auseinandersetzung, die viele Hundebesitzer auch kennen.

Diese Übung klingt möglicherweise skurril, bekommt aber in der Anwendung Bedeutung, wenn man an die vielen Patienten mit Bruxismus denkt: Hier wird viel Anspannung, und u. a. auch Ärger und Wut, im Kieferbereich festgehalten.

Neben diesen Anregungen zur Intensivierung und Äußerung von aggressiven Gefühlen gibt es auch zwei regulierende Interventionen, die dem Patienten Kontrolle über ein Zuviel an Ärger und Wut geben können.

Die erste bezieht sich auf die oben genannte Basisübung: Wenn der Patient (oder die Therapeutin!) befürchtet, beim Fäuste-nach-unten-schlagen die Kontrolle zu verlieren und auszurasten, dann wird die Aufgabe dahingehend abgeändert, er solle doch „nur mal 50%“ seiner Wut zeigen, oder, wenn das immer noch zu bedrohlich wäre, „nur 10%“.

Dieses Vorgehen impliziert eine gewisse Suggestion, der erstaunlicherweise aber viele Patienten folgen können.

Die zweite Übung ist aus dem Yoga entlehnt und sieht so aus, dass die Patientin beim langen Ausatmen die Lippen zu einem engen Kreis formen soll, und dabei kann/darf auch ein Pfeifton entstehen. 4–6-mal durchführen, auch hier hilft es oft, wenn der Therapeut anfangs mitmacht.

Damit werden das Volumen des Ausatmens gebremst und die Parameter der Erregung heruntergefahren: Blutdruck, Herzrate und Hautwiderstand senken sich. Ähnlich wirkt ja auch das Prinzip der gebremsten Ausatmung in der Angst-Konfrontationstherapie. Sollte ein Patient schon wissen, dass er in Gefahr gerät, die Kontrolle zu verlieren, bietet diese Übung eine schöne Möglichkeit zum Selbstmanagement.

4.3.2 Trauer

Trauer sollte geteilt, mitgeteilt werden, ist per se ein kommunikatives Gefühl, gleichzeitig wird Trauer oft vermieden, häufig mit dem Anhalten oder Unterbrechen des Atems. Eine Mini-Intervention wäre bereits folgendes:

Wenn die Therapeutin beobachtet, dass die Patientin kurz vor dem Weinen ist, entweder durch eine Veränderung in der Stimme („Frosch im Hals"), der Mimik oder eben auch der Atmung, fordert sie sie auf, weiterzuatmen, sich tiefe Atemzüge zu erlauben.

Oft ist es auch hilfreich, hier eine kleine psychoedukative Einheit einzuschieben. Patienten geben häufig zu bedenken, dass sie befürchten, nie wieder aufhören zu können, wenn sie einmal angefangen hätten zu weinen. Diese Angst ist berechtigt, solange die Trauer vermieden wird, d.h., solange nach dem Gefühlsausbruch sofort Gegenmaßnahmen zur Kontrolle und Selbstdisziplin („Entschuldigung“, „es geht gleich wieder“ etc.) unternommen werden. Damit begibt sich der Patient in einen Schaukelprozess – weinen, beherrschen, weinen, zusammenreißen, weinen etc. –, der tatsächlich quälend lange dauern kann. Die Erlösung passiert – ähnlich wie in der Angstkonfrontation – mit der Erlaubnis/Ermunterung, in der Trauer zu bleiben, die Vermeidung sein zu lassen, sich den aufkommenden Gefühlen zu stellen, sich keine unbemerkte kurzfristige negative Verstärkung zu holen, auch nicht mit dem Anhalten oder Verkürzen des Atmens. Darüber hinaus bietet körperorientiertes Arbeiten weitere Möglichkeiten:

Den Patienten bitten, einen Ton kommen zu lassen beim Ausatmen, Inhalte der Trauer zu kommunizieren, bei Berührungserlaubnis eine Hand halten, die Augen dürfen geschlossen sein.

Das Wichtigste bei diesem Vorgehen ist die Fähigkeit des Therapeuten, die Trauergefühle des Patienten auszuhalten und keine doppelten Botschaften auszusenden wie „erlauben Sie sich ruhig Ihre ganze Trauer“, aber „eigentlich habe ich Angst vor Ihren Gefühlen und deren Konsequenzen, also bitte nicht so viel Trauer zeigen“. Hier hilft das Wissen, dass Trauer ein gesundes Gefühl ist und bei der Verarbeitung von belastenden Lebensereignissen eine wichtige Rolle spielt (vgl. Flügel 2017).

Sollte trotzdem der Eindruck entstehen, dass die Trauer nicht gut tut (oder wenn die Stunde sich dem Ende zuneigt!), kann hier auch folgende Übung (Abb. 8) hilfreich sein. Deren Indikation erstreckt sich aber auch auf andere Krisen.

Embryohaltung: Die Patientin wird gebeten, sich auf die Seite zu legen, mit angezogenen Beinen und Armen (eben wie ein Embryo), der Therapeut kniet hinter ihr und berührt mit einer Hand die Schulter oder die Hüfte und mit der anderen den Kopf oben auf dem Scheitel (Fontanelle). Dabei kann er tröstende Worte sagen wie „ich bin da" oder „ist ja gut" o.ä., das muss er aber nicht, die Geste wirkt aus sich selbst heraus.

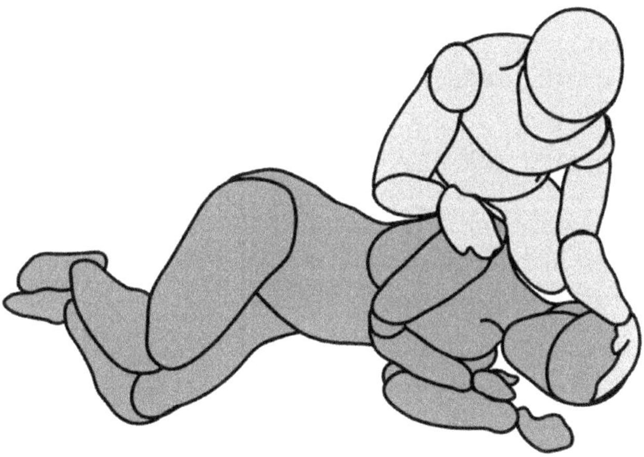

Abbildung 8: Embryohaltung

Diese Intervention ist in der Regel sehr wirksam, das Gesamtsystem kommt zur Ruhe, es bietet auch eine gute Alternative für alle Konstellationen, in denen man als Therapeut vielleicht versucht ist, Patienten in den Arm zu nehmen. Das ist zwar verständlich, sollte aber nicht passieren: Man kann mithilfe der Embryohaltung ähnlich wirksam Nähe und Geborgenheit herstellen, ohne zu viel eigenen Körper einzusetzen. Zur Effektivität dieser Übung kann nur spekuliert werden, dass durch die Berührung an diesen Stellen der Körper der Patientin sich an die Situation im Mutterleib erinnert und damit auch an das Gefühl von Sicherheit und Geborgenheit. Nicht umsonst reden wir umgangssprachlich auch von Behütetsein bzw. tragen wir gerne Hüte oder Mützen jenseits aller modischen Schwankungen.

Oder wir beobachten schon bei sehr kleinen Babys, die eigentlich noch gar nicht krabbeln können, dass sie mittig in der Wiege abgelegt werden, sich danach aber irgendwie hochrobben, um eine „gute Grenze" in der Fontanellengegend zu spüren, wie es eben im Mutterleib auch war. Deswegen werden die Wiegen am Kopfende auch immer liebevoll ausgepolstert.

Manchmal kommen Patienten mit der Botschaft: „Wenn ich nur weinen könnte, dann ginge es mir schon besser!" Für diesen Fall hat die Körperpsychotherapie zwei Vorgehensweisen zur Verfügung, die – manchmal – helfen, den Tränenfluss in Gang zu bringen.

Massage der Kaumuskulatur: Die Therapeutin sitzt am Kopfende des Patienten, dieser liegt in der Grundposition auf dem Boden, die Beine sind aufgestellt. Der Patient zeigt der Therapeutin die höchsten Stellen auf den Kiefergelenken, wenn man die Zähne zusammenbeißt und wieder öffnet. Bei tiefer Atmung massiert dann die Therapeutin mit beiden Mittelfingern diese Stelle kräftig.

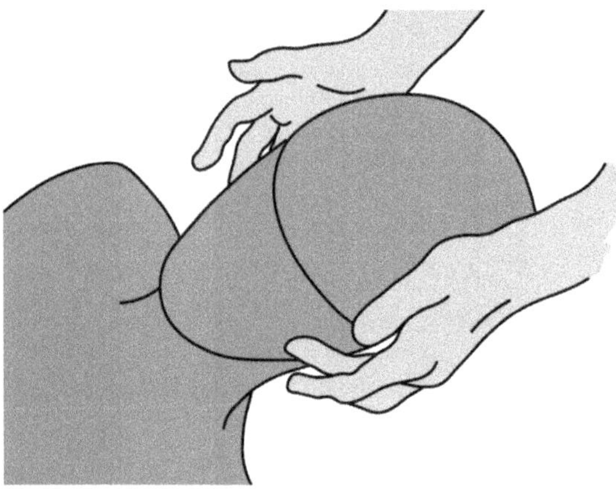

Abbildung 9: Massage der Kaumuskulatur

Oder:

Unterstützung der Brustatmung: Der Therapeut sitzt neben seinem Patienten, legt eine Hand auf die Brust wie bei der in Kapitel 4.1.2 beschriebenen Unterstützung, nur dass er diesmal beim Ausatmen im letzten Drittel die Hand leicht vibrieren lässt. 4–5-mal, danach den Patienten nachspüren lassen.

Beide Übungen können das Körpergedächtnis triggern: im ersten Fall die vielen Male, in denen Tränen heruntergeschluckt wurden und im wahrsten Wortsinne die Zähne zusammengebissen wurden, im zweiten Fall das Vibrieren der Brust beim Schluchzen. Durch dieses „von außen nach innen“ kann der Prozess des Gefühlsausdrucks unterstützt werden, aber es gelingt nicht immer. Hier wird wieder wichtig, den Leistungsaspekt aus der Interaktion herauszunehmen, nach dem Motto: „Wir versuchen etwas“.

4.3.3 Angst

Bei diesem Gefühl gibt es die meisten Parallelen mit dem klassisch-verhaltenstherapeutischen Vorgehen und von daher auch nicht so viele neue Interventionen. Es geht nun einmal darum, die Angst auszuhalten und zu erleben, dass man weder verrückt geworden noch gestorben ist und dass danach die Angst sogar ihren Schrecken verliert. Genau wie in der Verhaltenstherapie ist die kognitive Vorbereitung wichtig: Aufklärung und Psychoedukation, Anbieten von Unterstützung, möglicherweise auch nonverbal durch eine haltende Hand, gute therapeutische Beziehung, in der der Patient sowohl Bindung als auch Autonomie erfahren kann, d. h., dass er im Rahmen der Therapie verlässlich wirksam Zustimmung/Ablehnung zu bestimmten Interventionen geben kann. Auf diesem Hintergrund sind Hyperventilationsübungen möglich (optimalerweise im Liegen auf der Matratze), das Wiedererleben ängstigender Situationen mithilfe körperorientierter Interventionen (z. B. Zudecken des Gesichts mit einem dünnen Tuch bei Erstickungsängsten), aber auch aufkommende ängstliche Gefühle durch die Beziehungsarbeit und die körperliche Konstellation von Therapeutin und Patient. Auch Imaginationsübungen mit angstauslösenden Stimuli wären im Liegen gut denkbar. Der mimische Ausdruck, der Angst triggert oder sogar steigert, sind weit aufgerissene Augen; sollte der Patient sich nicht gut einlassen können (Thema „Angstvermeidung“), wäre eine denkbare Intervention, ihn diese weit aufgerissenen Augen machen zu lassen, und, wie immer bei der Aktivierung von zurückgehaltenen Gefühlen, ihn tief atmen zu lassen, also wiederum den Weg „von außen nach innen“ zu wählen.

Sollte bei den Konfrontationsübungen auch Ärger auftauchen, diesen thematisieren, unterstützen und deutlich(er) werden lassen: Möglicherweise treffen wir hier auf biografische Erfahrungen, in denen Ärger nicht gezeigt werden durfte, die körperliche Erregung (Adrenalinstoß) dann in sozial eher erlaubte Angst uminterpretiert wurde. In diesem Fall ist es für die Patientin hilfreich, Kontakt zu ihrem Ärger zu bekommen und damit auch eher in die Handlungsebene zu wechseln.

4.3.4 Freude und Lust

Bei der Freude sind zwei Formen zu differenzieren, die stille Freude und die laute, expressive Freude.

Die stille Freude ist eher etwas, das die Therapeutin während der gemeinsamen (Körper-)Arbeit beobachtet und liebevoll kommentieren kann, am besten im Nachhinein (z. B.: „da huschte ein Lächeln über Ihr Gesicht"), der Patient hat vielleicht eine Entdeckung gemacht oder an etwas Schönes gedacht. Auch hier könnte es ein „von außen nach innen" geben, indem die Patientin aufgefordert wird, ein leises Lächeln zu zeigen, ähnlich dem buddhistischen Lächeln aus dem DBT-Programm, u. a. auch zur Stimmungsaufhellung.

Davon abzugrenzen wäre die expressive Freude, hier geht es – einmal mehr – eher um Erlaubnis, laut zu sein, Spontanbewegungen (z. B. im Beckenbereich) zu unterstützen und stärker werden zu lassen, Schuldgefühle „liegenzulassen", Ängste, zu sexy oder peinlich zu sein, zu überwinden, z. B. mit der Instruktion: „Zeigen Sie Ihre Freude, wie Sie es vorher noch nie durften." Hilfreich kann auch folgende Übung sein:

Mit dem Patienten gemeinsam hüpfen, wie die Kinder, immer zweimal ein Bein aufsetzen, entweder im Therapieraum oder auch draußen, wenn es geschützte Plätze gibt (oder man kombiniert es gleich mit einer Shame-attack-Übung), der Therapeut hüpft mit.

Oder man sammelt mit der Patientin zusammen Gelegenheiten, in denen es möglich ist, sich laut und expressiv zu freuen (z.B. beim Sport, aktiv oder passiv beim Zuschauen, wenn die Lieblingsmannschaft gewinnt, bei guter Musik, beim Tanzen etc.). Wichtig ist der mögliche biografische (und manchmal auch kulturelle) Hintergrund, in dem es Verbote gab oder abwertende Kommentare zum Freudezeigen, um jetzt neue Erfahrungen zu machen und damit neue Ressourcen freizulegen.

Beim Lustempfinden gibt es zwei ganzheitliche körperliche Erfahrungen, die helfen können, einen guten Zugang zu den eigenen erotischen Wünschen, Erlaubnissen und Potenzialen zu bekommen:

Die Patientin liegt auf der Matratze, die Beine liegen so, dass die Fußsohlen sich berühren („Rhombusstellung"), die Knie werden der Schwerkraft überlassen. Mit dem Einatmen werden die Knie ca. 2 cm hoch gehoben (wichtig: kleine Distanzen!), mit Ausatmen wieder fallengelassen, ca. 10-mal. Danach: die Beine aufstellen wie in der Grundposition, mit Einatmen die Knie ebenfalls ca. 2 cm nach außen bewegen, mit Ausatmen wieder zurück in die Ausgangsposition. Danach: 10 tiefe Atemzüge „ohne alles", nur nachspüren, tief atmen, Ton kommen lassen.

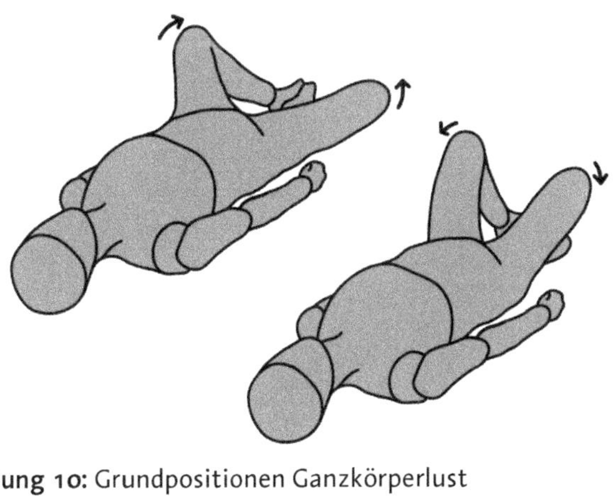

Abbildung 10: Grundpositionen Ganzkörperlust

Für diese Übung ist es besonders wichtig, auf die Möglichkeit von auftretenden Vibrationen (vgl. Kapitel 4.1.1) hinzuweisen und diese zu erlauben, zu erforschen und neugierig zu bleiben; sollte die Angst vor dem Neuen zu groß werden, können die Knie beidseits erst zur einen, dann zur anderen Seite gelegt werden: Die Vibrationen verschwinden, es gibt also jederzeit optimale Kontrolle.

Unabhängig davon, aber auch zusammen mit dieser Übung ist die folgende Intervention genauso gut dazu geeignet, sich im Beckenbereich besser zu spüren:

Die Beine sind wie in der Grundposition im Liegen aufgestellt, mit Einatmen geht der Patient ins Hohlkreuz, mit Ausatmen wird das Becken „wie eine Schnecke" nach vorne eingerollt; mit kleinen Bewegungen anfangen, Ton kommen lassen, langsam größer werden; wenn der Patient einen guten Rhythmus gefunden hat, kann er dann dabei den restlichen Körper „mitnehmen", so dass letztlich dann auch sein Kopf jeweils mit nach oben und unten rutscht.

Auch hier kann es wiederum zu Vibrationen kommen. Sollte der Patient schon Erfahrung mit dem tiefen Atmen haben, könnte man diese Übung auch als Aufgabe zum Üben zu Hause mitgeben, weil diese und auch die Übung zuvor doch viel Intimität herstellen kann, die den Patienten (und möglicherweise auch den Therapeuten) überfordern könnte. Hilfreich wäre hier auch ein Gruppensetting, weil damit dann wieder eine kontrollierende Öffentlichkeit hergestellt wäre.

4.3.5 Ersatzgefühle

Bei manchen Patienten bekommt man den Eindruck, sie zeigen uns zwar Gefühle, wir bleiben aber seltsam unberührt oder unbeeindruckt; mit anderen Worten, bei der Diagnose „histrionische" Persönlichkeitsstörung erleben wir manchmal auch dramatisch demonstrierte Gefühlsäußerungen, die schnell als unecht oder aufgesetzt wahrgenommen werden und die die therapeutische Beziehung belasten können. Hier hat die Körperpsychotherapie eine hilfreiche Intervention anzubieten:

„Ich sehe und höre Ihre Gefühlsäußerungen: Ich möchte Sie bitten, darüber hinaus Ihren Körper daraufhin zu überprüfen, wo genau Sie Ihre Gefühle im Körper spüren."

Damit wird der Patient aufgefordert, nach innen zu horchen, der angestoßene Suchprozess hilft bei der achtsamen Wahrnehmung tatsächlich vorhandener Gefühle, die nicht nur gezeigt, sondern auch gespürt werden und die damit dann häufig kleiner, leiser und wahrhaftiger werden.

4.4 Interventionen zum Halt geben/erleben

Diese Übungen weisen natürlich Überschneidungen zu den Gefühlsmodulationsübungen auf, eine scharfe Trennung ist hier nicht möglich. Allen gemeinsam ist, dass Unterstützung, Halt, Orientierung oder auch Geborgenheit im Rahmen der begrenzten Nachbeelterung angeboten werden können und nicht nur verbal vermittelt, sondern körperlich spürbar verankert werden können. Die folgende Gliederung erfolgt nach Körperteilen, die gehalten werden können oder über die Halt angeboten werden kann.

4.4.1 Kopf

Die Patientin liegt auf dem Rücken, die Beine aufgestellt, atmet tief, lässt im Idealfall einen Ton kommen beim Ausatmen. Die Therapeutin kniet am Kopfende der Patientin, stützt ihre Unterarme auf ihre Oberschenkel (um nicht zu zittern und damit widersprüchliche Botschaften auszusenden) und nimmt mit beiden Händen von den Seiten den Kopf der Patientin in Höhe der Hinterhauptsschale in ihre Hände. Sie nimmt ihn sehr langsam hoch, bittet die Patientin, ihre Halswirbelsäule zu entspannen („wie eine Hängebrücke"), danach wird der Kopf leicht und wiederum sehr langsam nach links und nach rechts gedreht. Ablegen wiederum im Zeitlupentempo. Am Gewicht des Kopfes kann die Therapeutin ablesen, wie sehr die Patientin ihren Kopf „abgeben" bzw. entspannen kann.

Bei dieser Übung sind extrem langsame Bewegungen essenziell, weil in dieser sensiblen Körperregion kleine Veränderungen überdimensioniert im Gehirn repräsentiert werden. Die klassische Indikation wären Thematiken der Kontrolle, der Emotionsvermeidung, der Intellektualisierung.

Eine weitere wichtige Indikation wäre frühe Vernachlässigung und damit die sogenannte frühreife Autonomie. Wenn Säuglinge oder Kleinkinder vor der motorischen Reife z.B. ihren Kopf selbst halten müssen, weil er nicht von der Bezugsperson gehalten wird, gibt es zwar ein – oft schmerzhaftes – Funktionieren: Diese Übung kann dann aber die Chance des körperlichen und emotionalen Nachreifens und Überlernens ermöglichen.

Gleichzeitig wird wohl deutlich, dass besonders diese Übung eine vertrauensvolle und belastbare therapeutische Beziehung voraussetzt. Hierzu wieder ein Fallbeispiel:

BEISPIEL

Eine Patientin mit extremer Mangelversorgung in der frühen Kindheit klagt über einen ausgeprägten „Schmerzgürtel" im Nacken-Schulter-Bereich bis hoch zum unteren Kopf. Orthopädisch gibt es keine Hinweise auf eine somatische Ursache. Im Rahmen der therapeutischen Beziehung und nach einer Reihe anderer körpertherapeutischer Interventionen mithilfe des tiefen Atmens frage ich die Patientin, ob sie sich vorstellen könne, dass ich ihren Kopf in der oben beschriebenen Weise halte. Sie zögert erst, bejaht dann, merkt im Prozess selbst, wie sie „mithilft“ und damit den Kopf nicht gut abgeben kann und übt mithilfe meiner Rückmeldung, immer mehr Muskeln loszulassen; der Kopf wird tatsächlich schwerer. Sie seufzt tief und merkt an, dass es ja viel Mut brauche, seinen Kopf jemand anderem zu überlassen. Wir wiederholen ein paarmal in dieser Sitzung. Am Ende spürt sie neues Kribbeln im Nacken-Schulter-Bereich, die Schmerzen sind deutlich weniger geworden. Es fühle sich „leichter“ an.

Auch dieses Fallbeispiel ist eine gute Veranschaulichung, wie „begrenzte Nachbeelterung“ aus der Schematherapie gut körpertherapeutisch umgesetzt werden kann.

4.4.2 Rücken

Diese Übung geht sowohl im Stehen (bei geeigneten Größenverhältnissen) als auch im Sitzen. Die Übung im Stehen zeigt Abbildung 11; für „Halt geben im Sitzen“ folgt eine ausführliche Beschreibung.

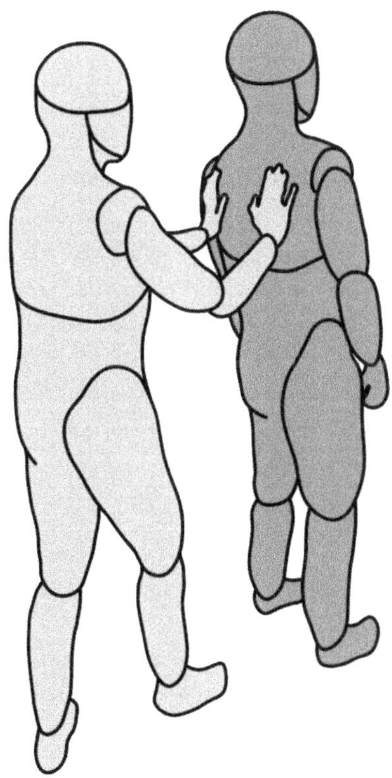

Abbildung 11:
Halt geben im Stehen

Die Patientin sitzt auf dem Boden in einer für sie angenehmen Position (Schneidersitz, Beine lang, auf den Füßen sitzen), die Therapeutin sitzt hinter ihr und sorgt für einen eigenen stabilen Halt im Rücken (z.B. an der Wand sitzend oder gegen einen stabilen Sessel gelehnt). Die Therapeutin legt ihre Hände etwas unterhalb der Schulterblätter auf den Rücken der Patientin und bittet die Patientin nun, sich allmählich an diese Hände anzulehnen, den Halt zu spüren, mit sich und den eigenen Überlassungswünschen in Kontakt zu kommen. Dafür ist es wiederum sehr wichtig, sich Zeit zu nehmen, vielleicht sogar im Zeitlupentempo nachzuspüren, die Ebenen des Erlebens (s.o.) abzufragen.

Diese Übung erfordert viel Feingefühl und Selbsterfahrung für die Schwierigkeit, sich anzulehnen, bei Erfolg können schnell schamhafte und intime Gefühle auf beiden Seiten entstehen. Deswegen erfordert diese Übung ganz besonders eine stabile, belastbare Patient-Therapeut-Beziehung ohne Zweideutigkeiten. Oder man führt sie im Gruppensetting durch, damit wären eine Öffentlichkeit und eine Bühne geschaffen, die mehr zulassen kann.

Eine andere Form des Haltgebens im Rücken wäre ein Platzwechsel der Therapeutin, die sich neben ihren Patienten setzt und bei großem emotionalem Aufruhr wie Trauer oder Verzweiflung ihre Hand zwischen die Schulterblätter der Patientin legt und damit Nähe und Unterstützung wortlos signalisiert.

Weiterhin hat sich folgende Intervention am Ende von aufwühlenden oder belastenden Therapiestunden, ob mit oder ohne direkte Körperarbeit, bewährt, die dem Patienten hilft, wieder im Alltag „Fuß zu fassen“ und praktische Lebensfertigkeiten zu aktivieren:

Der Patient steht aufrecht mit offenen Augen, der Blick geht, wenn möglich, aus dem Fenster des Praxisraums. Der Therapeut steht seitlich neben ihm, legt eine Hand in seinen Rücken, wiederum auf der Höhe zwischen den Schulterblättern, blickt in dieselbe Richtung wie sein Patient. Dieser bekommt den Vorschlag, 3–4-mal tief zu atmen und sich dabei zu vergegenwärtigen, welche Unternehmungen heute noch auf ihn zukommen, was er als nächstes angehen will, worauf er sich möglicherweise sogar freuen kann.

4.4.3 Hand und anderes

Die Hand halten, um zu trösten bei Trauer, aber auch bei dem Thema „Annehmenkönnen", kann sehr effektiv und sich selbst erklärend sein, sie ist eine uralte menschliche Geste der Anteilnahme. Die Position wäre sowohl im Liegen als auch im Sitzen denkbar (der Therapeut müsste sich dafür neben seine Patientin setzen). Wichtig, wie bei allen Halteübungen, ist die Anfrage („Ich würde jetzt gerne Ihre Hand halten, ist das für Sie o.k.?") und die Erlaubnis durch die Patientin.

Letztlich gehört auch die oben bereits beschriebene Embryohaltung zu den haltgebenden Interventionen. Oder ebenso das Halten von Füßen im Liegen, um klare Rückmeldungen über Grenzen und Kontakt zu signalisieren, was bei traumatisierten Patienten hilfreich sein kann.

4.5 Vielseitig einsetzbare Übungen

Die folgenden Übungen gelten für jeweils unterschiedliche Indikationen und haben außerhalb des oben dargestellten Gliederungsschemas ihre Berechtigung.

4.5.1 Körperreise mit Veränderung

Diese Übung beruht auf den theoretischen Vorgaben des zustandsabhängigen Lernens und kann genutzt werden, um psychosomatische Verknüpfungen bzw. Konditionierungen zu veranschaulichen.

Der Patient wird – wie bei der sehr bekannten Körperreise – gebeten, es sich bequem zu machen, im Sitzen oder im Liegen, den Atem gut fließen zu lassen und nach Anweisung in Gedanken durch den Körper zu wandern und zu spüren, wie es ihm mit den entsprechenden Körperteilen geht. Man beginnt mit den Füßen, den Zehen, den Sprunggelenken, den Waden und Schienbeinen, dem Gesäß, dem Bauch, dem Rücken, der Brust, geht weiter nach oben zum Hals und zum Kopf mit dem Gesicht, der Stirn, den Augen, den Kiefermuskeln und dem Mund, wieder abwärts über den Hals zu den Schultern, den Oberarmen, den Unterarmen und zum Schluss den Händen mit allen einzelnen Fingern. Danach soll er noch einmal im Schnelldurchgang hinspüren, wo bzw. mit welchem Körperteil es unangenehm war, vielleicht sogar leicht schmerzhaft, verspannt oder gedrückt. Und dann seine ganze Aufmerksamkeit auf diese Stelle richten und dabei auf innere Bilder achten, und seien sie auch noch so unsinnig. (Dieser Hinweis ist sehr wichtig, um nicht von vornherein die innere Zensurschere zu aktivieren!) Danach darf er etwas für diese Stelle tun, z.B. Haltungsveränderung, Selbstberührung oder Massage o.ä., und wiederum auf die inneren Bilder achten.

Folgendes Fallbeispiel soll diese Übung konkret veranschaulichen:

BEISPIEL

Die Patientin kam u.a. mit massiven Verspannungen in der Nackenpartie. Als diese Übung mit ihr durchgeführt wurde, meldete sich erwartungsgemäß der Nacken wieder, die Patientin konnte gut hinspüren und wurde gebeten, auf innere Bilder zu achten; paradoxerweise kamen nur schöne und angenehme Urlaubserinnerungen am Strand mit ihrer Familie, abends sitzt sie mit ihrem Mann beim Wein und schaut auf die untergehende Sonne, die Kinder spielen vergnügt am Strand. Danach schiebt sich aber ein anderes Bild davor, ein ähnliches Szenario mit einem früheren Partner, der am Tag darauf schwer verunglückte. (Hier wird deutlich, warum es so wichtig ist, auch scheinbar Unsinniges zuzulassen). In der Nachbesprechung ergab sich, dass die Patientin daraus offensichtlich eine Verknüpfung gemacht hatte – „Wenn es dir gut geht, kommt das dicke Ende bestimmt nach“ – und zum Schutz die Schultern hochzog, was sich mit der Zeit zu einem Habit entwickelte. Und dauernd die Schultern hochzuziehen ist ein sicheres Mittel, um Nacken- und Kopfschmerzen zu bekommen. Nach dieser Stunde hat sie sich immer wieder daran erinnert, die Schultern herabzulassen (was in der Übung auch ihre Methode war, um es dem Nacken besser gehen zu lassen), d.h. ein neues Verhalten eingeübt. Wichtig war ihr aber, den Zusammenhang zu erkennen und es sich in der Gegenwart gut gehen zu lassen, ohne sich schützen zu müssen.

BEISPIEL

Diese Übung kann auch in der Gruppe durchgeführt werden, um Material für Einzelarbeiten zu bekommen. Gleichzeitig ist sie auch eine, die keine zusätzlichen Materialien wie Matratze usw. braucht.

4.5.2 Stand übertreiben

Den „guten Stand" kennen wir ja schon aus den anderen Übungen – hier geht es eher darum, den Patienten zu bitten, sich so hinzustellen, wie er normalerweise steht (z.B. beim Warten auf den Bus, in der Schlange beim Bäcker o.ä.). Manchmal fällt uns Therapeuten ja bereits beim Begrüßen, Gehen oder Stehen der Patientin etwas Ungewöhnliches auf, das mit dieser Übung aufgegriffen und verstärkt werden kann.

Die Patientin wird gebeten, ihren „normalen" Stand einzunehmen, etwas herumzuprobieren, bis sie tatsächlich so steht, wie sie meint, normalerweise zu stehen. Hier wird zunächst auf die tiefe Atmung verzichtet, die Patientin hat nur die Aufgabe, in sich hineinzuspüren, wie sich das anfühlt und welche inneren Bilder ggf. auftauchen. Nach einer kleinen Weile wird sie aufgefordert, den typischen Stand zu übertreiben, also z.B. leicht schiefes in deutlich schiefes Stehen auszudehnen oder noch mehr ins Hohlkreuz zu gehen, je nachdem, wie der typische Stand vorher ausgesehen hat. Die Therapeutin darf ruhig Rückmeldung geben und Vorschläge machen. Und dann wieder auf innere Bilder, Körperwahrnehmung, Gefühle und Gedanken achten. Schließlich wird das Ganze bis ins Extreme übertrieben, „bis kurz vor die

Schmerzgrenze", und wieder mit dem Scanner-Blick nach innen. Am Ende dieser Übung darf die Patientin sich dann vornüberhängen lassen, schütteln und entspannen. (Abb. 6, Kap. 4.2)

Ausgewertet wird diese Übung auf der Basis dessen, was die Patientin über ihren inneren Prozess berichtet, aber auch die Rückmeldungen der Therapeutin dürfen mit berücksichtigt werden. Oft berichten die Patienten bei der Übertreibung über Blockaden, „Sperren" im Handlungsimpuls, Verspannungen oder Atemprobleme. Und der Aha-Effekt kann dann ergeben, dass diese Probleme im Ansatz ja auch schon in der „normalen" Haltung vorhanden sind. Dadurch wird die Patientin aufmerksamer für ihre alltägliche körperliche Haltung und deren Verbindung zu Gefühlen und Vermeidungsverhalten.

4.5.3 Stuhlübung

Die nächste Übung kenne ich eher aus der Supervision, ich kann mir aber auch therapeutische Situationen vorstellen, in denen sie durchaus indiziert sein kann. Es geht sozusagen um den Übergang zwischen den oben beschriebenen affektmotorischen Schemata nach Downing: Wie viel Abhängigkeit/Nähe kann ich als Patient zulassen, und wie viel Autonomie/Kontrolle brauche ich? Und wie sehen mögliche Übergänge aus?

Der Therapeut sitzt stabil und angelehnt auf seinem Stuhl, der Patient hockt sich vor seinen Therapeuten mit Fußballen und Zehenspitzen auf den Boden, so dass schnell eine instabile Position entsteht. Er darf sich an den Händen des Therapeuten festhalten und dann vorsichtig ausprobieren, ob und unter welchen Bedingungen der Therapeut ihn hält bzw. halten kann, der Therapeut gibt sein Bestes und stimmt sich absolut auf seinen Patienten ein (Phase 1). In Phase 2 bekommt der Therapeut ein „Eigenleben" und gibt auch mal kleine Impulse für Bewegungen, reagiert vielleicht nicht gleich und nicht mit ganzer Kraft auf seinen Patienten, bleibt aber sitzen. Diese Phase geht dann unmerklich in Phase 3 über, in der beide sich bewegen dürfen, Impulse setzen, so dass es irgendwann wie Tanzen aussieht. Beide bleiben die ganze Zeit über in der sitzenden bzw. hockenden Position.

Auch hier gilt wieder: Was passiert auf den Ebenen des Erlebens, welche Gefühle, inneren Bilder etc. tauchen auf, wie geht mein Patient mit Abhängigkeit und Autonomie um? In der Supervision (der Supervisand spielt den Patienten, ein anderer Supervisand ihn selbst) wird dann oft deutlich, dass Therapeuten nicht alles halten können, Therapie ihre Grenzen hat und es Regeln für das gemeinsame Arbeiten geben muss.

Eine weitere Alternative zu dieser Übung besteht darin, sich mit den Rücken zueinander zu stellen, zunächst relativ eng, und dann in gegenseitiger Absprache mit den Füßen und Beinen immer weiter auseinanderzurücken, um schlussendlich gemeinsam wie ein A ohne Querbalken dazustehen, die oberen Rücken aneinandergelehnt, so dass jeder den anderen braucht, um stehenbleiben zu können.

Erneut geht es für die Patientin darum, sich der Abhängigkeit vom anderen bewusst zu werden, es auch körperlich zu spüren, sich tief atmen zu lassen und auch zwiespältige Gefühle aufkommen zu lassen: Kann ich mich auf Abhängigkeit einlassen, was macht es mir schwer, kann ich mich auf die andere verlassen? Auch diese Übung geht besser im Gruppenverbund als Partnerübung, kann aber auch bei guter therapeutischer Beziehung in der Einzeltherapie durchgeführt werden.

4.5.4 Dem Körper danken

Diese Übung ist sehr hilfreich für Patienten, die aus unterschiedlichen Gründen mit ihrem Körper hadern, z. B. weil er nicht mehr so gut funktioniert, schmerzt oder nicht den gängigen ästhetischen Kriterien entspricht. Sie eignet sich u. a. auch für die sogenannten Dysmorphophobien, d. h. die Angst oder Sorge, missgestaltet oder unproportioniert zu sein oder zu werden. In ihr werden der Körper und seine Teile unter dem Aspekt der Aufgabe für das Gesamtsystem gesehen, vor allem die gesunden Teile.

Man wandert mit dem Patienten in entspanntem Zustand mit der Aufmerksamkeit durch den Körper, beginnend mit den Füßen, und bedankt sich jeweils für die gute Arbeit, die diese Körperteile bisher für einen geleistet haben. Die Inhalte können dann an die jeweilige spezielle Situation des Patienten angepasst werden, u. U. auch gemeinsam entwickelt werden. Hier ein Beispieltext, den in der Übung dann nur der Therapeut spricht:

- „Das sind meine Füße, sie haben mich getragen, ebenso die Beine, sie haben mich dorthin gebracht, wo ich hinwollte, und mich weggetragen von Orten, die mir nicht gut getan haben, ich kann mit ihnen stehen, gehen und laufen, vielen Dank, liebe Füße!"
- „Das ist mein Gesäß, es hält mein vieles Sitzen klaglos aus, vielen Dank, liebes Gesäß!" usw.

Je nach Vorgeschichte der Patientin können hier dann auch spezielle Danksagungen eingebaut werden: dem Darm für die gute Verarbeitung und dem Magen, den Hüften für die Beweglichkeit, den Geschlechtsteilen für die Freude und die geborenen Kinder, der Brust für den guten und langen Atem, Gesicht und Sinnesorganen für ihre Aufgaben, den Händen fürs Greifen und Begreifen, aber auch für Kontakt und Zärtlichkeit, der Haut schließlich fürs Spüren.

Es macht Sinn, mit dem Patienten zuvor die Etappen durchzusprechen und damit zentrale Danksagungen zu finden und Peinlichkeiten zu vermeiden.

Nach dieser Übung sind Patientinnen oft berührt und bewerten ihre – vermeintlichen oder tatsächlichen – Handicaps ganz anders.

4.5.5 Die Macht der Veränderung

Die Veranschaulichung von Lernfortschritten in der Therapie durch Übung und Habituation, indem neue Nervenverbindungen etabliert werden, kann zum einen gut über das bekannte Bild vom Dschungel und der Machete erfolgen: Wenn man im Dschungel einen neuen Weg schaffen will, braucht man die Machete, um sich Platz zu verschaffen, es ist ziemlich anstrengend. Das zweite Mal, wenn dieser Weg gegangen wird, ist es schon leichter, das dritte Mal noch leichter, und irgendwann gibt es dann einen Trampelpfad, der durch häufige Benutzung zur Autobahn ausgebaut werden kann. Auf der Körperebene gibt es eine schöne Übung dazu, die oft (leider nicht immer!) einen Aha-Effekt auslöst:

Die Patientin wird gebeten, die Hände zu falten: wenn der linke Daumen oben liegt, möge sie versuchen, die Hände mit allen Fingern so zu falten, dass der rechte Daumen oben liegt (oder vice versa). Danach wird sie befragt, sie sich das anfühlt.

Die meisten Patienten reagieren erstaunt bis befremdet, und dann kann der Therapeut erklären, dass es mit neuem Verhalten genauso verläuft: Wenn sie diese Übung häufiger machen, ist die eine Lösung irgendwann genauso vertraut wie die andere. Es ist deswegen auch sinnvoll, den Patienten zu bitten, die Handübung öfter zu machen, damit er es „am eigenen Leib“ erfährt.

4.5.6 Biografie des Körpers

Diese Übung kenne ich aus meiner gemeinsamen Arbeit mit Ernst Kern, deswegen stelle ich sie als Kurzfassung seines Arbeitsblattes (Kern 2015, S. 89) dar:

In entspanntem Zustand oder in einer kleinen Meditation werden dem Patienten Fragen zur Biografie der eigenen Körperlichkeit gestellt, z.B. seine Bewegung als Kind, Jugendlicher, Erwachsener; Berührung, Entspannen und Ausruhen, sich zeigen oder gesehen werden, Bewertungen (Schönheit, Leistung), Veränderungen des Körpers, Krankheiten, Verletzungen, körperliche Grenzen, Einschränkungen; wie wichtig ist heute der eigene Körper, was wird für ihn getan?

Oder man flicht diese Fragen in die allgemeine Anamneseerhebung ein; in der Regel erinnern Patienten aber mehr, wenn sie meditativ diesen Fragen nachspüren.

4.5.7 Stressposition „Indianer"

Dies ist eine eher ausgefallene Übung, die eine spezielle Indikation hat: wenn Patienten kein Gefühl für die eigenen Grenzen bzw. Überforderung kennen und sich „bis zum Zusammenbruch" übernehmen. Und leider braucht man hierfür viel „therapeutischen Zusatzbedarf", indem der Boden gut gepolstert ausgelegt sein muss:

Der Patient wird gebeten, sich auf ein Bein zu stellen und dabei das andere bis auf Kniehöhe frei schwebend in der Luft zu halten. Den kontralateralen Arm soll er hoch über den Kopf halten, mit der Faust oben, als hielte er darin einen imaginierten Speer, der nach vorne zeigt. Die Instruktion lautet dann: „Bleiben Sie in dieser Position, so lange Sie können".

Bei sehr leistungsorientierten Patienten mit wenig Gespür für die Grenzen der eigenen Belastbarkeit führt das häufig dazu, dass sie durchhalten „bis zum Umfallen“ im wortwörtlichen Sinne, deswegen braucht es die gute Polsterung. Es kann sein, dass dieses Umfallen mit sehr heftigen Gefühlen der Verzweiflung begleitet wird. Auch hier wird – allerdings sehr drastisch – am eigenen Leib erfahren, wie selbstschädigend man mit sich umgehen kann: „so lange Sie können“ ist ja dehnbar und könnte theoretisch auch sehr früh zu einer inneren Erlaubnis des Aufgebens führen. Auch bei dieser Übung versteht es sich allerdings von selbst, dass eine belastbare therapeutische Beziehung die Voraussetzung ist.

4.6 Gruppenübungen

Einige der oben genannten Übungen lassen sich auch im Gruppenkontext als Partnerübung durchführen, wenn die Gruppenkohäsion schon gut aufgebaut ist, d.h. eine gute Vertrauensbasis der Mitglieder untereinander existiert, z.B. die Wegschiebe-Übung (Kapitel 4.2) oder auch die Stuhlübung (Kapitel 4.5.3). Manche Übungen zum Ärger, wie z.B. die Fäuste nach unten wegschlagen und einen Ton mit der Ausatmung kommen lassen, können auch im Gruppensetting im Kreis – mit genügend Platz um die Teilnehmer herum – durchgeführt werden. Alle Übungen, die dazu angetan sind, schnell auch „weiche“ Gefühle wie Trauer auszulösen, könnten Teilnehmer als Partner überfordern und sollten eher im Einzelsetting durchgeführt werden.

Es folgen geeignete Gruppenübungen, die eine Sensibilisierung für den eigenen Körper und seine Wahrnehmung fördern.

4.6.1 Die Waschstraße

Diese Gruppen-Körperübung ist besonders für solche Patienten hilfreich, die sich mit Berührung schwertun, gleichzeitig aber auch eine Sehnsucht danach haben. Sie bietet dem Patienten viel Kontrolle über das Ausmaß und die Dauer der Berührung und zugleich einen spielerischen Zugang dazu, was sowohl die Gruppenkohäsion fördert als auch den Einstieg in Berührungsthemen erleichtert.

Wie in einer echten Autowaschanlage stellen die Teilnehmer sich partnerweise gegenüber auf und bilden damit in einer Reihe jeweils die „Stationen der Waschanlage“. Ein Teilnehmer beginnt und ist das „Auto“, das durch diese Waschstraße ruckelt, er kann dabei bestimmen, welche Art Auto er sein möchte und damit auch die Art und Intensität der Berührungen moderieren: ein liebevoll gepflegter Oldtimer darf z.B. nur zart und überaus vorsichtig gewaschen oder poliert werden, ein robuster Geländewagen mit extrem verschmutzen Reifen dagegen durchaus fest und gründlich. Und auch das Tempo des Befördertwerdens, d.h. das „Laufband“, kann durch den Patienten beeinflusst werden: Entweder er läuft sehr schnell durch oder er genießt jede Station sehr ausgiebig. Dabei wird mit dem „Absprühen“ begonnen, d.h. die Hände werden ganz sanft und nur mit den Fingerspitzen über die Arme, den Rumpf und die Beine des Patienten geführt, danach wird er „eingeseift“ mit großflächigen Reibebewegungen der Handflächen. Die nächste Station wäre das Schrubben mit den Fingerknöcheln, je nach Gruppengröße gefolgt von den Lamellen, die mit losen Handgelenken dargestellt werden. Am Ende stehen dann zwei Teilnehmer mit Pappdeckeln gegenüber, die damit „trockenwedeln“. Am Ende des Laufbands reiht sich dann der Patient wieder ein und der nächste kann beginnen.

Diese Übung kann z.B. für Anorexie-Patienten oder auch im gewissen Umfang für traumatisierte Patienten einen schonenden Zugang zu Körperlichkeit und Berührungserfahrungen darstellen. Außerdem kann sie viel Spaß machen, braucht aber auch ein wenig Zeit.

4.6.2 Kreis mit Geben und Nehmen

Die folgende Übung bildet ebenfalls eine gute Möglichkeit, Vertrauen und Kohäsion sowie eine gute Arbeitshaltung aufzubauen:

Die Gruppe sitzt im Kreis auf dem Fußboden, es ginge aber auch auf Stühlen, so weit auseinander, dass die Hände sich berühren können. Jede Teilnehmerin streckt ihre Hände nach links und rechts aus und trifft damit die Hände des Nachbars: Dabei zeigt jeweils die linke Hand mit der Handinnenfläche nach oben, die rechte nach unten, d.h. die linke ist die Empfangende, die rechte die Gebende, so dass alle gleichzeitig die körperlichen Erfahrungen des Gebens und des Nehmens machen können.

Eine Variante, die weniger anstrengend ist: Die Hände hängen herab und treffen sich auf die oben geschilderte Art, d.h. jeweils die linke Handinnenfläche zeigt nach oben, die rechte wird gehalten.

Diese Übung macht oft eine fast „andächtige“ und ernste Stimmung, und es kann sein, dass hier bereits Erinnerungen oder Gerührtsein auftauchen.

4.6.3 Übungen zur Gruppenmassage

Hier kann man wiederum unterteilen in Übungen, in denen alle gleichzeitig Gebende und Nehmende sind, ähnlich wie im oben beschriebenen Sitzkreis, oder ob jeweils eine in den Gruppenfokus gelangt und von allen gleichzeitig massiert wird, nach bestimmten Anweisungen.

Die erste Übung dient wieder eher der Steigerung eines Gruppengefühls und der Erfahrung, dass Geben und Nehmen gleichzeitig passieren kann.

Alle Teilnehmer setzen sich auf den Boden in einem Kreis dergestalt, dass jeder immer den Rücken seines Vordermannes vor sich hat und gleichzeitig der Rücken „Arbeitsfläche“ für die Massageaktivitäten seines Hintermannes wird, d.h. aber auch, dass er groß genug sein muss, um ohne Verrenkungen an den Rücken des Vordermannes zu kommen, aus meiner Erfahrung ist Acht die Mindestzahl. Dann wird entweder frei improvisiert beim gleichzeitigen Massieren, oder es gibt Regieanweisungen ähnlich den in der nächsten Übung beschriebenen.

Die zweite Übung zur Massage sieht so aus, dass ein Gruppenmitglied sich auf den Bauch auf den Boden oder eine Matratze bzw. Decke legt und die Restgruppe sich so um ihn verteilt, dass jeder ein „Tortenstück“ zur Bearbeitung bekommt. Dann kann die Gruppenleiterin Anweisungen geben, entweder konkret (z.B. erst „laufende Fingerspitzen“ oder „Ameisenkrabbeln“, dann Massage mit den Handkanten, dann mit den Knöcheln, dann Klatschen und zum Schluss Ausstreichen mit der ganzen Handfläche, vom Körperzentrum weg zu den Extremitäten) oder spielerisch in Form von „Pizza belegen“ (z.B. erst mit geriebenem Käse bestreuen, dann kommen die Oliven, Schinkenstreifen, Pilze, Salami und zum Schluss die Tomatensoße o.ä). Eine Alternative ist der „Wetterbericht“ (z.B. beginnen mit Schneerieseln, dann Starkregen, Hagel, Sturm und zum Schluss Sonnenschein und Wärme), die Massageeinheiten sind dieselben.

Diese Übung erfordert zunächst viel Mut von den Teilnehmern, wenn sich aber erstmal eine „Empfängerin“ gefunden hat, wirkt die Begeisterung so ansteckend, dass auch die anderen Gruppenmitglieder gerne mitmachen. Die Indikation ist hier wiederum die Förderung der Gruppenkohäsion und eine sehr eindrückliche Erfahrung, was eine Gruppe im angenehmen/wohltuenden Bereich leisten kann (sogar die traditionelle ayurvedische Massage ist bis zu vierhändig!). Weiterhin kann die Massageübung auch ein schönes Abschiedsritual bei einer halboffenen Gruppe sein (wenn einer oder zwei die Gruppe verlassen) oder als Stärkungsritual durchgeführt werden, wenn jemand besonders viel geleistet oder gelitten hat oder im Moment viel „braucht". Ähnlich wie im Einzelsetting sollte der Gruppenleiter aber darauf achten, dass kein Zwang entsteht, sondern immer nur Angebote gemacht werden, die auch abgelehnt werden dürfen.

4.6.4 Vertrauenspendel

Diese Übung ist wohl schon sehr bekannt und stammt meines Wissens aus den Zeiten der ersten Selbsterfahrungsgruppen im Rahmen der 1968er Studentenrevolte. Sie ist sehr geeignet, die Kraft und Verlässlichkeit einer Gruppe zu demonstrieren, und ein weiteres Mal kann man auf rein körperlicher Ebene Vertrauen und Unterstützung erfahren; die kognitive und emotionale Einbettung erfolgt in der Nachbesprechung.

Die Gruppe bildet im Stehen einen festen, engen Kreis, Schulter an Schulter, und jeweils ein Gruppenmitglied geht in die Mitte und lässt sich fallen, um dann von vorauseilenden Händen aufgefangen zu werden. Dabei können zunächst die Augen auf sein und die Hände kommen sehr weit entgegen. Bei zunehmendem Vertrauen in die Fähigkeit der Gruppe, gut aufzufangen, können dann die Augen auch geschlossen werden und die Hände erst später stützen bzw. auffangen. Im Verlauf wird dann der Teilnehmer wie ein Kegel herumgereicht bzw. hin und her, vor und zurück bewegt. Es gibt dabei eine sehr wichtige Regel: Der jeweilige Teilnehmer sollte unbedingt eine innere Körperspannung aufbauen; wenn man sich „wie ein Mehlsack" in sich zusammensacken lässt, kann einen niemand auffangen.

Diese Übung ist sehr hilfreich für ängstliche und misstrauische Patienten und ein schönes Symbol für die Kraft und Macht einer gut funktionierenden Gruppe. Wenn bereits viel Vertrauen aufgebaut ist, eignet sie sich ebenfalls als Abschiedsgeschenk, wenn einzelne gehen müssen.

4.6.5 Bärenrubbeln

Mit dieser Übung kann eine müde Gruppe, z. B. nach dem Mittagessen oder nach einer Phase komplizierter Psycho-Edukation, wieder aktiviert und damit motiviert werden, es gibt allerdings wenig zum Nachbesprechen!

Jeder sucht sich einen Partner, vielleicht sogar ähnlich groß und schwer, beide stellen sich dann Rücken an Rücken und stellen sich gleichzeitig vor, sie wären Bären, die sich am Baumstamm den juckenden Rücken „schubbern" wollen. Der andere wäre dann der Baumstamm, der sich aber auch bewegt ...

Hierbei wird oft gelacht, die Stimmung lockert auf, die Teilnehmer spüren sich wieder körperlich; sehr selten tauchen dadurch auch Themen auf wie z. B., dass es schwer fällt, gleichzeitig aktiv und passiv zu sein, sich also auf den anderen einzustellen (ein „guter Kratzbaum" zu sein) und gleichzeitig die eigenen Bedürfnisse anzumelden. Ansonsten gibt diese Übung im Hinblick auf aufkommende Themen nicht viel her, trotzdem ist sie oft hilfreich.

4.6.6 Länderreise

Hier geht es um die nonverbalen und automatisiert gelernten kulturspezifischen Haltungen, für die eine Sensibilisierung erreicht werden soll. Auch dem eigenen Körperverhalten fremde Erfahrungen sollen und können ausprobiert werden, im Anschluss erfolgt dann wieder die Auswertung auf kognitiv-emotionaler Ebene, manchmal auch im Hinblick auf Erinnerungen oder Wiedererkennen spezifischer Konstellationen.

Die Teilnehmer werden gebeten, sich von ihren Stühlen zu erheben und zunächst „so wie immer" im Raum herumzugehen, ihren Körper zu spüren und Gefühle, Gedanken, die anderen Teilnehmer, zu beobachten. Dann kündigt die Gruppenleiterin an, man komme nun an eine Ländergrenze und hinter dieser Grenze gelten andere Regeln der Kommunikation. Diese können nacheinander z. B. sein: rückwärtsgehen, den Blick auf den Fußboden heften, sich bei der Begrüßung an den Schultern reiben, sich überschwänglich begrüßen, mit hochgezogenen Schultern laufen, auf der Flucht sein etc., der Fantasie sind dabei keine Grenzen gesetzt und man kann sogar Themen passend zum Gruppenprozess einsetzen. Mit jeder neuen Regel bewegen sich die Teilnehmer wieder so lange im Raum, bis die Leiterin die nächste Grenze ankündigt und damit eine neue Regel.

Auch diese Übung kann zum Muntermachen eingesetzt werden, sie bietet aber mehr Möglichkeiten der Auswertung als z. B. das Bärenrubbeln.

4.6.7 Gemeinsame Atemübungen

In Annäherung an das tiefe Atmen im Einzelsetting können auch in der Gruppe gemeinsame Atemübungen spielerisch durchgeführt werden, z. B. als „Vokale atmen" oder als „Bäume atmen".

„Vokale atmen": Alle stellen sich im Kreis auf, mit ein wenig Platz um sich herum für ausgreifende Bewegungen, und nehmen den „guten Stand" ein. Dann werden die Vokale mit dem Ausatmen gemeinsam geformt:

- A mit den Armen weit auseinander gebreitet nach oben (wie ein umgekehrtes A!)

- O mit den Armen seitlich nach unten, die Handinnenflächen zeigen nach vorne
- bei U werden beide Arme parallel nach vorn gehalten, die Handflächen zeigen nach oben
- bei E genauso, nur dass die Hände zueinander zeigen
- zum Schluss das I mit senkrecht nach oben parallelen Armen, die Hände zeigen wieder zueinander

„Bäume atmen" bedarf wieder der Aufstellung im Kreis mit Platz für Bewegung. Jeder stellt sich seinen Lieblingsbaum vor, die Bewegung der Arme symbolisiert die Form des Baumes: Die Füße und Beine symbolisieren die Wurzeln (guter Stand!), Einatmen durch die Körpermitte (den „Stamm") und weiter hoch zu den erhobenen Armen und Händen (den Ästen und der Krone des Baumes), mit Ausatmen alles wieder sinken lassen und an den Körper anlegen.

Beide Übungen führen zu einer vertieften Einatmung und einer verlängerten Ausatmung und unterstützen damit den Zugang zum tiefen Atmen.

4.6.8 Der kosmische Mensch

Die Übung habe ich bei meinen eigenen Yoga-Erfahrungen (u. a. Gerlach 2009) kennen- und schätzen gelernt, sie kann sowohl im Einzel als auch in der Gruppe durchgeführt werden. Auch sie ergibt erst einmal wenig Stoff für kognitive Aufarbeitung, dient aber sowohl einer guten Gruppenkohäsion als auch einem lebendigen, von oben bis unten gut durchgespürten Körpergefühl. Patienten können die Übung auch gut allein, z. B. als Hausaufgabe, durchführen, sie dauert außerdem auch nicht lange – ein Plus für alle, die so wenig Zeit haben!

Wiederum gehen alle in die Grundposition im aufrechten Stand, dann werden die Hände waagerecht nach links und rechts ausgebreitet: „Ich öffne mich dem Universum mit all seiner Kraft und führe diese zu meinem Herzen“, letzteres durch die Geste begleitet, dass die Hände vor der Brust zusammengelegt werden. Danach werden die Arme nach oben gestreckt und in einer leichten Rückbeuge geöffnet: „Ich grüße die Sonne mit ihren Strahlen am Himmel sowie die Erde, die mich trägt und nährt“, beim zweiten Satz gehen die Arme nach unten in die Vorbeuge. Beim Wiederaufrichten werden die Arme weit über die Seiten nach oben geführt: „Ich lasse die Fülle des Vollmonds in mir entstehen“, oben wird dann der Vollmond dadurch zu einem Halbmond, dass die Hände enger beieinander stehen. In Seitbeugen dehnt man sich dann mit den erhobenen Händen nach rechts und links: „Ich grüße den Halbmond mit seinem Raum für Veränderung“ (rechts) „und Platz für Neues“ (links). Nun führt man die Hände mit dem symbolisierten Mond wieder vor sich auf Brusthöhe und dreht sich mit dem „Mond“ zwischen den Händen zu den Seiten, der Blick geht mit: „Ich bringe das Licht des Mondes mit auf die Erde, die ich in ihrer Fülle betrachte, einmal nach Osten, einmal nach Westen“. Zum Schluss werden die Arme gesenkt und an die Oberschenkel gelegt: „Ich komme zurück zu mir, angeschlossen an Himmel und Erde“.

Diesen Bewegungsablauf und auch die entsprechenden Sätze mindestens 3-mal ausführen.

Ich gebe zu, dass diese Übung vielleicht am weitesten entfernt vom wissenschaftlichen Selbstverständnis der Verhaltenstherapie ist, aber im Hinblick auf die vielen Achtsamkeitswellen, die uns umspülen und weil ich selbst persönlich und als Gruppenleiterin so gute Erfahrungen damit gemacht und Rückmeldungen darüber erhalten habe, wollte ich diese letzte Übung doch noch mit in die Sammlung aufnehmen.

5 Schlussbemerkungen

Als ich vor vielen Jahren mit meiner eigenen körperpsychotherapeutischen Ausbildung begann, wurde uns Lernenden ans Herz gelegt, dass wir die Übungen selbst so nicht weitergeben, dass sie immer in einen Kontext von Ausbildung, Supervision und Selbsterfahrung eingebettet sein sollten. Daran habe ich mich lange auch gehalten und damit auch manchmal Unwillen in meinen Workshops über mangelnde schriftliche Ausarbeitungen auf mich gezogen. Im Laufe der vielen Rückmeldungen und eigenen Erfahrungen habe ich mich dann doch von diesem „Gelübde“, das mir damals einleuchtend erschien, entfernt und mir damit das Verfassen dieses Buches ermöglicht.

Ausschlaggebend für diesen Sinneswandel war unter anderem auch die Weiterentwicklung der Verhaltenstherapie mit den vielen Verfahren der sogenannten Dritten Welle, die eine Einbettung des Gelernten in verhaltenstherapeutisches Denken und Konzipieren deutlich leichter machte, u. a. auch durch die vielen Parallelen und Überschneidungen mit dem schematherapeutischen Ansatz.

Aus meiner Sicht schließt die Körperorientierte Verhaltenstherapie damit eine Lücke sowohl im Hinblick auf die Mikro-Verhaltensanalyse als auch auf eine Vervollständigung biografischen Arbeitens im Rahmen der Schematherapie. Körperliche Erfahrungen und deren Einbettung in die Fallkonzeption können eine wichtige Stellschraube sowohl bei den Affektbrücken als auch bei der Schemaheilung darstellen.

Ich hoffe, dass es mit diesem Buch gelungen ist, praxisnah diesen Ansatz vorzustellen, und dass ich meinen Lesern damit Mut gemacht habe, sich ein wenig mehr auf die körperorientierte Seite der therapeutischen Veränderungsmöglichkeiten zu begeben. Mein Maximalziel dabei ist, dass wortwörtlich mehr „Bewegung“ ins therapeutische Arbeiten kommt, mein Minimalziel, und damit wäre ich auch schon glücklich, ist erreicht, wenn die Leserin nach der Lektüre detektivisch darauf achtet, wann ihre Patientin im Gespräch gerade die Luft anhält, und dann kommentiert: „Lassen Sie sich doch weiteratmen!“

Literatur

Bauer, J. (2006). Warum ich fühle, was du fühlst. Intuitive Kommunikation und das Geheimnis der Spiegelneurone. München: Heyne.

Bauer, J. (2015). Das Gedächtnis des Körpers. Frankfurt a. M.: Eichborn.

Brazelton, T., Cramer, B. & Bertrand, G. (1991). Die frühe Bindung. Die erste Beziehung zwischen dem Baby und seinen Eltern. Stuttgart: Klett-Cotta.

Brisch, K. H. (2003). Bindungsstörungen. Stuttgart: Klett-Cotta.

Damasio, A. R. (2000). Ich fühle, also bin ich. Die Entschlüsselung des Bewusstseins. München: List.

Damasio, A. R. (2011). Selbst ist der Mensch. Körper, Geist und die Entstehung des menschlichen Bewusstseins. München: Siedler.

Dilling, H. & Freyberger, H. J. (Hrsg.). (2012). Taschenführer zur ICD-10-Klassifikation psychischer Störungen. 6., überarbeitete Auflage. Bern: Huber.

Dornes, M. (1993). Der kompetente Säugling. Frankfurt a. M.: Fischer.

Downing, G. (1996). Körper und Wort in der Psychotherapie. Leitlinien für die Praxis. München: Kösel.

Enders, G. (2017). Darm mit Charme. Berlin: Ullstein.

Flügel, B. (2017). Die Ent-Negativierung von Angst, Wut und Traurigkeit. Psychotherapie 22. Jg. 167 – 189.

Fonagy, P., Gergely, G. Jurist, E. Target, Ma. & Vorspohl, E. (2011). Affektregulation, Mentalisierung und die Entwicklung des Selbst. Stuttgart: Klett-Cotta.

Gerlach, S. (2009). Yoga – Ein Kompass im Alltag: Ein Leitfaden in Philosophie und Praxis. Norderstedt: Books on demand.

Geuter, U. (2015). Körperpsychotherapie: Grundriss einer Theorie für die Klinische Praxis. Heidelberg: Springer.

Grawe, K. (1998). Psychologische Psychotherapie. Göttingen: Hogrefe.

Grawe, K. (2004). Neuropsychotherapie. Göttingen: Hogrefe.

Greenberg, L. (2006). Emotionsfokussierte Therapie. Tübingen: DGVT-Verlag.

Hautzinger, M. (2013). Kognitive Verhaltenstherapie bei Depressionen. Weinheim: Beltz.

Hayes, S., Strohsal, K. & Wilson, K. (2004). Akzeptanz- und Commitment-Therapie. Ein erlebnisorientierter Ansatz zur Verhaltensänderung. München: CIP-Medien.

Hüther, G. (2005). Mein Körper – das bin doch ich. Psychoanalyse und Körper 7, 7 – 23.

Huppertz, M. (2009). Achtsamkeit. Befreiung zur Gegenwart. Paderborn. Junfermann.

Kern, E. (2015). Personzentrierte Körperpsychotherapie. München: Ernst Reinhardt.

Koppenhöfer, E. (2004). Kleine Schule des Genießens. Lengerich: Pabst.

Langlotz-Weis, M. (2002). Körperorientierte Verfahren in der Verhaltenstherapie. Praxis Klinische Verhaltenstherapie und Rehabilitation, 59, 216 – 219.

Langlotz-Weis. M. (2006). Der Körper in der Verhaltenstherapie. Psychotherapie im Dialog, 7, 127 – 132.

Langlotz-Weis, M. (2013). Körperorientierte Techniken. In W. Senf, M. Broda & B. Wilms (Hrsg.), Techniken der Psychotherapie.Stuttgart: Thieme.

Levine, P. A. (2011). Sprache ohne Worte. München: Kösel.

Linehan, M. (1996). Dialektisch-Behaviorale Therapie der Borderline-Persönlichkeitsstörung. München: CIP-Medien.

Lohmann, B. & Annies, S. (2016). Achtsamkeit in der Verhaltenstherapie. Stuttgart: Schattauer.

Marlock, G. & Weiss, H. (Hrsg.). (2006). Handbuch der Körperpsychotherapie. Stuttgart: Schattauer.

McCullough, J. D. (2012). Therapeutische Beziehung und die Behandlung chronischer Depressionen. Berlin: Springer.

Michalak, J. Heidenreich. T. & Williams, J. (2012). Achtsamkeit. Göttingen: Hogrefe.

Pesso, A. (2007). Die Bühnen des Bewusstseins. München: CIP-Medien.

Piaget, J. (1992). Das Erwachen der Intelligenz beim Kinde. Stuttgart: Klett-Cotta.

Roediger, E. (2011). Praxis der Schematherapie. Stuttgart: Schattauer.

Röhricht, F. (2000). Körperorientierte Psychotherapie bei psychischen Störungen. Göttingen: Hofgrefe.

Sachse, R. (2005). Von der Gesprächspsychotherapie zur klärungsorientierten Therapie. Kritik und Weiterentwicklung eines Therapiekonzepts. Lengerich: Pabst.

Schiepek, G. (2010) (Hrsg.). Neurobiologie der Psychotherapie. 2., vollständig neu berarbeitete und erweiterte Auflage. Stuttgart: Schattauer.

Stern, D. (1922). Die Lebenserfahrung des Säuglings. Stuttgart: Klett-Cotta.

Storch, M. (2016). Machen Sie doch, was Sie wollen. Göttingen: Hogrefe.

Storch, M., Cantieni, B., Hüther, G, & Tschacher, W. (2006). Embodiment. Die Wechselwirkung von Körper und Psyche verstehen und nutzen. Bern: Huber.

Vocks, S., Bauer, A., Legenbauer, T. (2018). Körperbildtherapie bei Anorexia und Bulimia Nervosa. Ein kognitiv-verhaltenstherapeutisches Behandlungsprogramm. 3., vollständig überarbeitete Auflage. Göttingen: Hogrefe.

Wendisch, M. (2018) Psychologische Psychotherapie in der Ära nach Grawe. Psychotherapie Aktuell 3, 27 – 30.

Young, J., Klosko, J. & Weishaar, M. (2005). Schematherapie. Paderborn: Junfermann.

Sachregister

Leseprobe

Leseprobe aus

Ernst Kern:
Personzentrierte Körperpsychotherapie

Vorwort

Meine ersten Erfahrungen mit Körperpsychotherapie machte ich zu Beginn der 1980er Jahre nach ca. zwei Jahren meiner Weiterbildung in Gesprächspsychotherapie. Damals nahm ich an einigen Workshops teil, die Focusing mit körperpsychotherapeutischen Elementen vermittelten. Über die Focusing-Schule Achberg bin ich zum Institut von Ernst Juchli und Christiane Geiser gekommen, die in Seminaren in der Schweiz und am Bodensee Gesprächspsychotherapie, Focusing und Körpertherapie (GFK) auf wunderbare Weise verbinden.

In meiner damaligen Arbeit in einer *psychosomatischen* Klinik bestand ein sehr „freundliches" Klima für körpertherapeutische Verfahren. Zwei der Leiter hatten eine bioenergetische Ausbildung, an indikativen Gruppen gab es daneben u.a. noch Konzentrative Bewegungstherapie, Tanztherapie und verschiedene Körperwahrnehmungsgruppen. Unter den Kollegen konnten wir uns gut austauschen, gegenseitig hospitieren und vertreten. Nach Abschluss einer Tanztherapieweiterbildung bot ich viele Jahre lang zusammen mit einer Kollegin selbst eine tanz- und bewegungstherapeutische Gruppe in der Klinik an.

Seit 2005 leite ich im Rahmen der Leitung einer Borderlinestation an einer psychiatrischen Klinik eine körperpsychotherapeutische Gruppe mit Borderlinepatientinnen. Gleichzeitig verwob sich die körperorientierte Perspektive mehr und mehr auch in mein einzeltherapeutisches Arbeiten.

Daneben gebe ich seit vielen Jahren Workshops zur körperorientierten Psychotherapie. Zum einen im personzentrierten Kontext, aber auch im Rahmen der Richtlinienausbildung für Psychotherapeuten sowie in einer integrierten Ausbildung im Institut für Fort- und Weiterbildung in klinischer Verhaltenstherapie (IFKV Bad Dürkheim).

Durch die Arbeit in verschiedenen Institutionen zusammen mit Ärzten und anderen helfenden Berufsgruppen setzte ich mich ständig mit therapeutischen Konzepten auseinander. Ab Mitte der 1980er-Jahre wurden zumindest die institutionell eingesetzten und anerkannten Verfahren zunehmend durch die Verhaltenstherapie geprägt.

Dennoch war mir die personzentrierte Therapie zusammen mit dem Focusing-Modell immer sehr nahe. Durch eine veränderte Selektion für stationäre Aufenthalte arbeitete ich therapeutisch zunehmend mit schweren Persönlichkeitsstörungen und Traumafolgestörungen. Hier war die personzentrierte Haltung immer meine Basis, von der aus ich mich orientierte. Wobei ich den Einbezug von wirkungsvollen Verfahren aus anderen Therapierichtungen auf klinischer Ebene nie als so problematisch (im Sinne einer Auflösung des eigenen Ansatzes) sah, wie er in personzentrierten Fachkreisen teilweise diskutiert wurde und wird.